Walter Müller

Wenn es einen Himmel gibt …

Walter Müller

# Wenn es einen Himmel gibt …

Trauerreden

OTTO MÜLLER VERLAG

www.omvs.at

ISBN 978-3-7013-1194-1


Satz: Media Design: Rizner.at, Salzburg
Umschlagmotiv: Detail aus der Wandgestaltung in der
Trauerhalle der Bestattung Jung, Salzburg
Foto: Regina Rieder
Druck und Bindung: Druckerei Theiss GmbH, A-9431 St. Stefan

Die letzte Fahrt war tief bewegt
die Weichen wurden sanft gestellt
kein Grund zum Trauern – überlegt:
Mein Zug verlässt ja bloß die Welt!

Und sollt' es keinen Bahnhof dort
und keine Endstationen geben
dann fahr ich weiter, immerfort
durchs Sternenmeer – das wird ein Leben!

Walter Müller

*Inhalt*

## *Trauerreden – für wen?*

Meistens tröstet der Priester. Der Pastor, die Pfarrerin. Zuerst die Orgel oder der CD-Player, dann die Worte. Tröstet, verabschiedet, betet, segnet und spricht ein paar persönliche Worte über den / die Verstorbene(n).

Manchmal, vor allem in den Städten und dort immer öfter, übernimmt diese Aufgabe ein Trauerredner. „Trauerredner" ist kein besonders geglücktes Vokabel. Menschenverabschieder, Trostspender, Lebensgeschichtenerzähler. Abschiedsredner. Der „Trauerredner" ist immer dann zur Stelle, wenn kein Priester, kein Pastor, keine Pfarrerin für den Abschied in der Trauerhalle oder (selten) am offenen Grab ausgewählt worden ist.

Ich habe fast zweihundert Reden gehalten, fast zweihundert Lebensgeschichten erzählt. Wenn ich die Familie frage: „Warum kein Priester, kein Pastor, keine Pfarrerin?", höre ich so gut wie immer: „Wissen Sie, geglaubt hat er (oder sie) schon. Aber mit der Amtskirche hat er (oder sie) es nicht unbedingt gehabt." Mehr Fragen muss ich nicht stellen, stelle ich nicht.

Manchmal imaginiere ich den Trauernden trotzdem einen Himmel, einfach als Trostgeschichte. Manchmal (wenn es die Angehörigen wünschen – ich frage immer danach) beten wir auch das eine oder andere Gebet gemeinsam.

Aber das sind Nebensachen. Mich interessieren die Menschen, die Abschied nehmen; noch mehr interessieren mich die Verstorbenen. Denen möchte ich gerecht werden. Über sie, diese Menschen mit allen Stärken und Schwächen, möchte ich erzählen. Jede Lebensgeschichte hat mich gleichermaßen berührt, demütiger und im Herzen reicher gemacht.

## *Wie man Trauerredner wird*

Das erste Mal hab ich es – ja: aus einer Wut heraus probiert. Wobei „probiert“ nur die halbe Wahrheit ist. Ich musste es einfach tun!

Das war vor zwanzig Jahren, in der Zeremonienhalle im Krematorium des Salzburger Kommunalfriedhofs. Meine von mir innig verehrte, längst pensionierte Chefin, die Kulturredakteurin Dr. Berta Hehn, war gestorben. Ich hatte – eigentlich für mich selber – eine kleine Geschichte über ihr Leben geschrieben und wollte diesen Text beim Nachhausegehen ihrer Tochter in die Hand drücken, einfach so. Dann kam also die offizielle Verabschiedung, und irgendwer, dessen Namen ich vergessen habe, hat, neben dem Sarg stehend, unwichtiges Zeug geredet, banal und beiläufig. Aus keinem einzigen Satz konnte man heraushören, was für ein Mensch, welch einzigartige Frau gestorben war.

Da hat mich die Wut gepackt! Ich habe während eines Musikstückes, nach der jämmerlichen Nicht-Rede, die Zettel mit der aufgeschriebenen Geschichte aus der Manteltasche gezogen, hab mich an die trauernde Tochter gewandt und sie um Erlaubnis gefragt. Dann bin ich ans Rednerpult getreten, mit schlotternden Knien, und habe erzählt: Geschichten, die ich mit der unvergleichlichen Frau Dr. erlebt habe, bei der Arbeit und bei privaten Treffen. Irgendwann, mitten in der Rede, sind mir die Tränen über die Wangen gekullert. Aber das war egal. Ich war traurig, und traurige Menschen weinen; die dürfen das. Wo, wenn nicht bei der letzten Verabschiedung! In jenem Moment war ich beides gleichzeitig: Trauernder und Trauerredner.

Meine Chefin ist gestorben, wie sie gelebt hat, mit einem Lächeln im Gesicht und einer Zigarette in der Hand. Ich vermisse sie – die Gespräche, herrlich ernsthaft und herzlich albern, die langen Abende bei Wein und Zigaretten und vieles mehr. Das war damals.

In den letzten Jahren sind einige mir sehr liebe Menschen gestorben: meine Mutter, mein Bruder, meine Tante, meine Schwiegermutter. Ich habe, weil Schreiben mein Beruf und meine Leidenschaft ist, dem jeweiligen Pfarrer Nachrufe auf meine Lieben aufgesetzt oder mundgerecht formuliert. Bei meinem Großonkel und einem sehr lieben Freund hab ich die Rede dann auch selber gehalten, bin neben dem Sarg gestanden und hab ihre Geschichten erzählt.

Als mich vor gut drei Jahren eine der wunderbaren Töchter (= Schwestern) der Bestatterfamilie Jung, bei einer Veranstaltung im Helga Treichl Hospiz, für das ich seit einigen Jahren ehrenamtlich arbeite, fragte, ob ich mir vorstellen könnte, eine Trauerrede zu halten, hab ich „ja!" gesagt. Ganz spontan. Seither halte ich, von Zeit zu Zeit, auf dem Kommunalfriedhof, auf den Friedhöfen in Maxglan, Aigen, Gnigl oder in den Trauerhallen Reden, treffe mich ein paar Tage zuvor mit der Trauerfamilie, vertiefe mich in Menschen-Schicksale, schreibe mit demselben Anspruch, mit dem ich meine Literatur verfasse, Abschiedsreden. Und dann stehe ich neben einem Sarg, manchmal neben einer Urne, und erzähle, wenn die Eingangsmusik verklungen ist, die Geschichten dieser Menschen. Eine Trauerrede, in der nicht wenigstens zweimal gelächelt wird, ist eine verschenkte Trauerrede. Mit den Tränen ist es auch so.

Mich vor einem Sarg zu verbeugen, neben einem Sarg stehend eine Rede zu halten, das macht mir nichts aus, mir schlottern auch nicht mehr die Knie. Und wenn mir, vor allem bei den Musikstücken, die eine oder andere Träne über die Wangen läuft, was selten vorkommt, dann läuft sie halt.

Probiert, zum ersten Mal probiert hab ich es, weil ich wütend war. Heute mache ich es, weil mir die Menschen wichtig sind, die Verstorbenen und die Trauernden. Ich muss über keinen Schatten mehr springen, ich muss keine Angst überwinden. Ich darf über Menschen reden und ich darf Menschen trösten. Ich bin froh, dass ich es damals, vor zwanzig Jahren, unbeabsichtigt, aus einer Wut, einer Enttäuschung heraus, probiert habe.

„Sie haben mit Ihrer Kunst meiner Mutter und mir einen letzten Muttertag geschenkt", hat mir eine trauernde Tochter nach einer Abschiedsrede geschrieben. Ich weiß nicht, welcher Literaturpreis oder welches Kritikerlob mich derart glücklich und stolz machen könnte …

## *Hast Du was zu verzollen, Heinz Kerschbaumer?*

Ich möchte Ihnen eine Geschichte erzählen. Geschichtenerzählen hilft gegen die Traurigkeit.

Wenn es einen Himmel gibt, und es wird einen Himmel geben, wo auch immer sich der befinden mag, dann muss vor dem Eingang in diesen Himmel ein Fluss fließen, nicht breiter und nicht heftiger als die Saalach zum Beispiel. Und ein hölzerner Steg müsste von hier nach drüben, von der Erde in dieses Paradies führen.

Aus dem Zoll- und Grenzhäuschen an diesem Fluss könnte jetzt einer treten und mit sanfter Stimme fragen: Hast Du was zu verzollen, Heinz Kerschbaumer?

Und er?
Nichts als diesen Körper. Der hat mich tausende Kilometer begleitet, die Saalach rauf und runter, an brennheißen und an klirrend kalten Tagen, von Kleßheim bis Wolfschwang, Marzoll, Wartberg. Aber in den letzten Jahren hat er mich ziemlich im Stich gelassen.
Der Körper ist da drüben nicht wichtig, würde der freundliche Zollbeamte sagen. Den lässt Du zurück, der hat seine Schuldigkeit getan. Was also bringst Du sonst mit?

Nichts. Ich hab alles zurückgelassen. Trophäen, und ich hab etliche gehabt, immerhin bin ich ein Jäger gewesen und kein schlechter! Medaillen, Pokale vom Asphalt- und Eisstockschießen in Siezenheim, oder vom Kegeln, einen Sack voller Jazz-Kassetten, Louis Armstrong und so. Karten vom Kartenspielen. Readers-Digest-Hefte, alle persönlich gelesen, Dutzende. Soll ich sie holen, soll ich das alles holen? Dann brauch ich aber noch mindestens ein Jahr Leben!
Musst Du nicht, würde der Zollbeamte – und er könnte einen weißen Bart tragen wie der Petrus – jetzt sagen. Das ist nicht von Bedeutung da drüben, jenseits der Grenze.

Also, was bringst Du mit?
Mein Leben. Wunderschöne Jahre, ein paar sehr schwere Jahre. Glück und Enttäuschung, Lachen und Weinen. Seligkeit und Schmerzen. Zwei große Lieben in meinem Herzen. Das kann nicht jeder behaupten. Das kann einem auch keiner wegnehmen, nicht einmal der Zoll! Tausend Erinnerungen!

Also, sagt der Zöllner an der Grenze zu dieser Gegend, die ein bisschen anders aussieht als das bayrische Grenzgebiet, die Pidinger-Au oder die Hausmoninger-Gegend. Am besten, sagt er, Du fängst von vorne an. Geboren?
Geboren wird der Heinz in einem kleinen Paradies. Spital am Phyrn. Traunviertel, das Dorf im Gebirge.

Unfassbar schön, vor allem für ein Kind. Die Berge rundum, viel Wald, eine Idylle. Und die Eltern, einfache Leute, der Vater Holzarbeiter, in der Forstwirtschaft tätig, die Mutter Schneiderin. Kein großer Luxus. Aber man kommt gut über die Runden. Ein „kleines Sachl" gehört dazu, eine winzige Landwirtschaft für den Eigenbedarf, zum Anbauen und Ernten, und eine eigene Kuh. Das ist viel in den Zeiten der Not.

Das Licht der Welt erblickt der Heinz am 5. März 1935, sieben Jahre später, da ist schon Kriegszeit, wird der Nachzügler, der Sepp geboren. Der Vater wird in den Krieg hineingezogen, die Mutter ist eine starke Frau und hält alles beisammen. Es ist klar, dass man sich in Zeiten der Not und der Gefahr besonders um die ganz Kleinen sorgen muss, und der Heinz ist ja schon ein richtiger Schulbub. Das Leben, hat er manchmal das Gefühl, dreht sich mehr um den Seppi als um ihn, weil der Ältere ja immer der Klügere sein soll, und er muss auch kräftig zupacken. Die Kuh melken zum Beispiel, bevor er sich in der Früh auf den Schulweg machen kann.
Aber das geht alles irgendwann vorbei, und der Heinz kann sich um seine eigene Zukunft kümmern. Der Vater ist in der Forstwirtschaft tätig, also wird auch der Sohn in der Forstschule in Gmunden angemeldet. Jetzt ist es so, dass er damals, nach dem Krieg, ein schmächtiges Bürscherl ist und um ein Haar gar nicht aufgenommen wird.

Förster? War das wirklich Dein Lebenstraum, Kerschbaumer?, fragt der Zollbeamte vor dem Grenzhäuschen beim Steg über diesen sanften Fluss hinüber ins grenzenlose Paradies.
Fast, antwortet der Heinz. Eigentlich wollte ich …
… wolltest Du was?
Auswandern. Weit weg, übers Meer. Nach Kanada.
Um dort was zu tun?

Ranger wollte ich werden. Ein richtiger kanadischer Ranger. Landschaftshüter, in einem Nationalpark vielleicht, riesige Wälder, faszinierende Tiere. Das wär es gewesen. Aber da hätte ich die Einwilligung der Mutter gebraucht, das war damals so. Und die hat sie mir nicht gegeben. Ranger ist ein Traum geblieben.

Träume sind zollfrei!
Also bin ich in die Forstschule gegangen.
Und dann bist du Förster geworden?
Nur ganz kurz.

Der Heinz hat einiges ausprobiert und bald hat er seinen richtigen Beruf gefunden, den, dem er bis zur Pensionierung treu geblieben ist. Zollbeamter. Kein leichter Job. Weiß Gott nicht!
Wem sagst Du das, sagt der Zöllner zum Paradies. Was da geschmuggelt wird, was da geschummelt wird! Illegale Grenzübertrittsversuche. Gut, dass es uns Zöllner gibt!

Zollbeamter – das heißt nicht zuletzt: eine Grenze bewachen, den Balken auf- und zusperren, aufpassen wie ein Haftlmacher, und immer wieder auch Lebensgefahr. Patrouillen gehen, Nachtdienste. Da muss man starke Nerven haben. Mit einem wachen, hellhörigen Hund als Partner geht das um Vieles leichter. Heinz Kerschbaumer bildet selber Hunde aus und richtet sie ab. Und wenn so einer, einer den man von klein auf kennt, an der Seite geht, in stockfinstrer Nacht, die Grenze auf und ab – das gibt Sicherheit. Da wird der harte Dienst nicht ganz so lang. Einer seiner Schäferhunde geht sogar mit ihm, mit dem Zollbeamten Heinz Kerschbaumer, Abteilungsleiter in Siezenheim, in Pension: der „King".

Worüber, Kerschbaumer, fragt der weißbärtige Himmelsgrenzer, bist Du besonders froh in Deinem Berufsleben?
Dass ich nie, sagt der Heinz, meine Pistole verwenden musste. Dass ich nie auf einen Menschen schießen musste.
Und die Liebe, Kerschbaumer?

Zwei große Lieben in einem Leben. Und das Schöne, dass die zweite Liebe nicht die Erinnerung an die erste auslöschen muss. Das ist keine Selbstverständlichkeit.
In Siezenheim, im Haus in der Grenzstraße, hängen unter dem Kruzifix die Sterbebilder von der Liesl, der ersten Frau, und ihrer Mutter, und das Sterbebild

vom Sepp, dem Bruder, neben Bildern aus der Familie der Herlinde, der zweiten großen Liebe.

Mit der Liesl war der Heinz drei Jahrzehnte verheiratet; haben schöne Zeiten miteinander erlebt! Als, ein paar Jahre nach ihrem Tod, der Heinz und die Herlinde zueinander finden, sagt die Herlinde, und auch das ist ebenso schön wie selten: „Die Liesl hat mich zu dir geschickt!"

Die Herlinde sagt auch das Wichtigste, was man über einen Menschen sagen kann: „Auf den Heinz hab ich mich immer hundertprozentig verlassen können!" Und: „Er war der Ruhepol in meinem Leben!"
Sie kennen sich ja schon vom Sehen, vom einen oder anderen Tanz sogar, Siezenheim ist nicht grenzenlos groß wie Kanada, und wer nie beim „Kamml" oder beim „Allerberger" ist, der hat sowieso keine Ahnung vom Leben. Der Heinz ist Witwer und die Herlinde hat eine Enttäuschung hinter sich, einen Tiefschlag, ist eigentlich am Boden zerstört und verzweifelt. Vor 17 Jahren war das.

Da nimmt sich der Heinz ihrer an, und sie können gut miteinander reden. Das wird immer so sein. Bis zwei, drei in der Früh Ratschen, über Gott und die Welt. Das kann man mit dem Heinz. Und mit der Herlinde auch. Dabei ist der Heinz, Sternzeichen Fisch, nicht unbedingt der große Redner, und Schwätzer sowieso nicht. Aber mit der Herlinde klappt das wunderbar. Der Gesprächsstoff geht den beiden auch selten aus.

In diesem Moment der Niedergeschlagenheit ist er, der Heinz, ihr Retter, und sie, die Herlinde, weil es ihm gesundheitlich nicht gut geht, wird zu seinem Retter. Zwei Menschen, wie füreinander geschaffen. Und mit den Geschwistern der Liesl, der ersten großen Liebe, gibt es auch bis heute herzlichen Kontakt. Heiraten wollen sie ja beide nicht mehr, und als sie nach einem „Probejahr" – er ist 57, sie zehn Jahre jünger – doch in Sachen Ehe noch einmal nachzudenken beginnen, will die Herlinde erst ihre Tochter, die Astrid, fragen. Die gibt die Entscheidung liebevoll an die Mutter zurück. Der Heinz und die Herlinde heiraten, aber nicht mehr am Standesamt im Schloss Mirabell, Erinnerungen an früher will die Herlinde löschen, sondern im Schloss in Seekirchen. Am 26. Juni 1993 geben sie einander das Ja-Wort.

Der Zollbeamte und – das sagt er selber einmal – das Modepüppchen. Die Herlinde ist viele Jahre lang „die Frau Herlinde vom Resmann". Und der Heinz ist auch Jäger, und ein Jäger liebt seine Jägerhemden und am meisten irgendein Lieblingsjägerhemd, das er eigentlich jeden Tag anziehen möchte. Die Herlinde sorgt dafür, dass er auch, ab und zu wenigstens, ein anderes Hemd trägt. Sie bringt es ihm mit, er ist keiner, der gerne durch die Geschäfte schlendert.

Die Herlinde liebt die echte Volksmusik, ist selbst singend, tanzend aktiv gewesen, der Heinz hat sich, vor allem in den jüngeren Jahren, sehr für Jazz begeistern können, Oldtimermusik, Dixieland, Louis Armstrong und so. Sie mag seinen Jazz, er entdeckt durch sie die Schönheit zum Beispiel von Weisenbläsermelodien. Wie schön, wenn man sich gegenseitig seine Welten näherbringen kann! Die Natur lieben sie sowieso beide, und „Universum" ist ihre gemeinsame Lieblingssendung im Fernsehen.
Tanzen? „Im Alter" eher selten, keinen Boogie, wenn schon, dann einen gepflegten Foxtrott, bei dem man sich nicht mehr anstrengen muss. Dass sie, die Lady aus der Modewelt, so gut kochen kann, Hausmannskost, Kasnocken, was auch immer, verblüfft den Heinz am Anfang. Dann genießt er nur mehr. Warum sollte sie nicht gut kochen? Sie kommt aus Saalfelden, auch so ein Dorf im Gebirge, das ist ihre Heimat, und fährt mit ihm von Herzen gern in seine Heimat, zu seinen Lieben, nach Spital am Phyrn, ins Paradies.
Ein Zöllner, einer, der durch die Nacht geht, nur den Hund an seiner Seite … dass so einer ein bisschen ein Eigenbrötler wird, ein bisschen in sich gekehrt, das ist gut zu verstehen. Aber der Heinz, Heinz Kerschbaumer, so hart sein Beruf ist, trägt unter der Schale einen wunderbar weichen Kern.
Er ist einer, der nicht nur nahe am Wasser lebt, das Wasser, die Saalach, jahrelang auf und abgeht, er ist einer, der auch nahe am Wasser gebaut hat. Der wegen eines Kinofilmes Tränen vergießen kann,

was ich in so einer starken Grenzer-Jäger-Kegler-Kameradschafts-Männerwelt sehr schön finde, oder dem die Augen feucht werden, wenn ein Sportler eine Olympiamedaille umgehängt bekommt.

Der große Reisende ist Heinz Kerschbaumer nicht gewesen. Obwohl: Spanien, Mallorca zum Beispiel, hat ihm gut getan. Der Blick hinaus aufs Meer.

Und wieso, fragt dieser weißhaarige, sanfte Grenzbeamte vom himmlischen Zollhäuschen in meiner Geschichte, die gegen die Traurigkeit helfen soll, wieso stehst Du jetzt auf einmal da bei mir. Und bist nicht daheim bei Deinen Lieben?
Wenn man das wüsste! Man lebt, arbeitet, bis einem die Beine fast abfallen, bis einem der Rücken krumm wird, die Bandscheiben versagen, von den anstrengenden Schießübungen zum Beispiel, die zu so einem Beruf gehören.
Und über die Stränge schlagen? Kennst du das auch? Wer kennt das nicht! Man macht Fehler und büßt seine Sünden. Aber das Leben ist halt so schön! Wer kommt schon als Heiliger auf die Welt und geht als Heiliger wieder hinüber über diesen Grenzsteg.
Niemand, sagt der Zöllner. Da kann ich Dich beruhigen. So ein Mensch müsste erst geboren werden.

Was war Dir wichtig, Kerschbaumer?
Mir selber treu zu bleiben, nicht zu buckeln, nicht zu kriechen, meine Lebensaufgabe zu erfüllen. Und dass

ich so wie ich bin, so wie ich war, Menschen berühren konnte. Vielleicht. In ihrem Herzen.
Nicht vielleicht, Kerschbaumer, ganz sicher.
Und das wird bleiben?

Die letzten Jahre waren Leidensjahre. Alles, was das Leben schwer macht, den Körper niederdrückt. Durchblutungsprobleme, Schlaganfälle, Nierenversagen, Lungenentzündung, Bypässe, unendlich viele Tabletten. „Barmherzige Brüder“, AKH Wien, Geriatrie, Krankenhaus Oberndorf, Seniorenheim Oberndorf. Liebe Freunde und Nachbarn, Gott sei Dank, die sich um ihn gekümmert, ihn besucht, ihn aufgemuntert haben. Und die Familie natürlich.

Aufgegeben hat er lange nicht. Aber dass man im Alter, nach so einem starken Leben, wieder reden und gehen lernen muss, in der Therapie Dinge zu tun hat, die einem nie eingefallen wären, hat ihn schwer getroffen. „Der Kerschbaumer tut jetzt Korbflechten“, hat er mit bitterem Lächeln gesagt. Am Schluss das Helga Treichl Hospiz, keine drei Tage, aber ruhige, friedliche Stunden. Dass man von der Terrasse seines Zimmers aus den Gaisberg und den Untersberg sehen kann, hat er nicht mehr erlebt.

Der Tod kam auf ganz leisen Sohlen.

Willkommen, sagt der Zöllner und tippt beim Salutieren an den Rand seines Heiligenscheines. Willkommen hier, wo es keine Grenzen mehr gibt. Nur mehr grenzenlosen, grenzenlosen Frieden!

## *Venedig sehen und nicht sterben*

Lieber Werner,
toi, toi, toi – wie Du es auf Deinem Partezettel geschrieben hast, für uns und für Dich selber – der alte Theatergruß. Toi, toi, toi vor jeder Premiere. Du weißt, dass Du jetzt nicht „Danke!" sagen darfst. Das bringt Unglück. Theaterleute sind nicht von dieser Welt. Die sind anders. Abergläubisch und zärtlich, schräg und empfindsam, verrückt und verwundbar. Mit einem „Danke!" auf dieses „toi, toi, toi" versaut man sich jede Vorstellung. Vielleicht das ganze Leben. Du bist ein Theatermensch, immer gewesen. Du weißt das. Höchstens: „Wird schon schief gehen!" Das darf man sagen. Aber es wird nichts schief gehen. Was sollte schief gehen? Du bist weggeflogen, leise, als die Nacht in den Tag übergehen wollte, weggeflogen mit dem Großen Schwarzen Vogel, von dem Ludwig Hirsch gerade gesungen hat. Mitten in den Himmel, wo auch immer der sich befinden mag, hinein. Und jetzt lachst Du und singst Du und hast schon ein Dutzend Mal „Des gibt's net!" geschrien. Vor lauter Glücklichsein.

Hast Du Zarah Leander schon getroffen? Hast Du ihr das Make-up aufgefrischt? Dein Make-up. Die Maske ihrer letzten Theaterpremiere, „Das Lächeln einer Sommernacht", damals, Mitte der siebziger Jahre im Theater an der Wien. Stephen Sondheim hat das

Musical geschrieben mit diesem traurigen, wunderschönen Lied über die Clowns. Ihr seid damit auf Gastspielreise nach Schweden gefahren. Du, Werner Schweiger, warst ihr Leibvisagist. Der persönliche Schminkmeister der großen Zarah Leander. Hast Du den Engeln schon Clowngesichter geschminkt?
Ach, Dein Lachen! Du hast so viel Lachen in die Welt gebracht! Misch den Himmel auf mit Deinem Lachen! Jeder, mit dem man sich über Dich unterhält, sagt spätestens im dritten Satz: „Wir haben soviel gelacht miteinander. Wir haben uns zerkugelt mit dem Werner. Wir sind gelegen vor Lachen." Am Schluss ist das Lachen manchmal in ein Husten übergegangen. Aber das ist so bei den Theaterleuten. Bei den Theaternarren, bei den Clowns kann man am Schluss das Husten nicht vom Lachen unterscheiden. Ich hab noch nie jemanden so herrlich vom eigenen Partezettel herunterlachen gesehen, gehört wie Dich, Werner. Das bleibt zurück, Dein Lachen bleibt in dieser Welt zurück. Und dass Du die Urne für Deine künftige Asche eigenhändig veredelt hast, mit Swarovski-Steinen. Typisch Du! Das macht Dir keiner nach!
Du bist ja eine Wiener Seele durch und durch, einer mit Ecken und Kanten und einem Riesenherz und einer Liebe zum gepflegt Pompösen, zum Theatralischen. Ein nobler Kauz, ein aberwitziger Menschenverwandler, ein Ver-Zauberer im Beruf, im Alltagsleben. Mit Deinen Spazierstöcken, als der Körper Dich nicht mehr von alleine trug, den Stöcken

aus Ebenholz und Silber hast Du die Weltbühne durchquert, lächelnd, lachend auch in der Verzweiflung. Clowns lachen, wenn sie weinen. Das ist ihre Kunst. Dein Lachen ist längst im Himmel angekommen. Die Engelclowns werden einen Riesenspaß haben mit Dir, Werner.

Wiener Seele, obwohl Du in Bayern das Licht der Welt erblickt hast, am 4. Juni 1945, in Altötting. Das hat der verdammte Krieg so arrangiert. Die Mutter hochschwanger mit Dir, und die Russen im Anmarsch auf Wien. Da gab es nur eines: Frauen und Kinder evakuieren, wegschicken in die Sicherheit. Die Mutter hat ihre drei Kinder, die Jolli, den Horst, den Dieter und ein paar Habseligkeiten zusammengepackt, so schnell es ging. Fort aus Wien, zuerst nach Melk.

Und Du mit dabei, im schützenden Mutterbauch, in dieser gefährlichen Zeit der Flucht. Und irgendwann seid ihr in Bayern gelandet, in Altötting. Du musst mit einem Lachen zur Welt gekommen sein, beim ersten Atemholen. Mit diesem „Des gibt's net!"-Staunen in Deinen Augen.

Der allergrößte bayrische Clown, der überragend kluge Karl Valentin, hat einmal gesagt: „Da hab ich mein ganzes Leben Angst vor dem Sterben g'habt – und jetz' dees!" Natürlich hast Du Angst vor dem Sterben gehabt. Vor dem Ersticken, vor dem letzten Atemholen. Die Frau Dr. Faber von der Palliativstation, die eine wunderbare Ärztin, ein wunderbarer Mensch sein muss, hat Dir diese Angst genommen. „Jetzt fürcht ich mich nimmer", hast Du gesagt, keine

zwei Wochen ist das her, bei unserem späten Besuch bei Dir am Krankenbett. Dass Du einschlafen wirst, ohne Kampf, ohne Tränen, ohne Schmerzen. Und so ist es auch gewesen. Der Große Schwarze Vogel ist lautlos gekommen, mit der Morgendämmerung seid ihr losgeflogen.
Aber jetzt hast Du ja gerade erst diese Weltbühne betreten, drüben in Bayern, in Altötting. Du, das Kind. Der Weg zurück nach Wien war anstrengend und mühsam für die Mutter, Deine Geschwister und Dich. Und der Robusteste bist Du ja auch nicht gewesen. Manchmal hatten die Krankheiten leichtes Spiel mit Dir. Dass es weiß Gott Spannenderes als die Schule gibt, hast Du schnell herausgefunden.
Dann hast Du einen Friseurladen betreten in Wien, Deiner Heimatstadt, Du, der schmale Bursche mit den neugierigen Augen, dem unwiderstehlichen Lächeln und diesen ganz besonderen Händen. Die waren immer noch so besonders, jetzt, am Schluss im Krankenbett. Faszinierend schöne Künstlerhände hast Du gehabt. Du hast also die Friseurlehre absolviert und mit großer Begeisterung entdeckt, wie beglückend das ist, Menschen zu einem anderen Aussehen, manchmal zu einer anderen Existenz zu verhelfen. Wenn man das schon mit den Haaren erreichen kann, wie muss das erst beim Gesicht sein!

Da bist Du zum Theater gegangen, Werner, Menschen verwandeln. Hast Du die Ulla Jakobsson schon getroffen? Kommen die beiden zurecht da oben, die

Leander und die Jakobsson, zwei schwedische Diven, und beide hast Du geschminkt hier auf Erden. Sechs Jahre, ab Mitte der sechziger Jahre, hast Du in Schweden gelebt und gearbeitet, hast in zwei eigenen Salons Köpfe veredelt. Edle Köpfe noch mehr veredelt. Das halbe schwedische Königshaus hast Du haartechnisch betreut. Aber Dein Herz hast Du ganz dem Theater geschenkt.

Deine große Wiener Zeit. Die siebziger Jahre, Du als Maskenbildner im Theater an der Wien. Die berühmten Show- und Musicalproduktionen, „Helden, Helden“ mit Michael Heltau als Blüntschli, „Das Lächeln einer Sommernacht“ mit Deiner Leander. Ungezählte Weltstars unter Deinen magischen Schminkmeisterhänden: Curd Jürgens, Milva, Ivan Rebroff, die Kessler-Zwillinge oder die von Dir so verehrte Caterina Valente.
In einer Deiner Wohnungen, es wird wohl die in Wien gewesen sein, hast Du einmal eine Zeit lang ein Klappbett besessen. Und wenn Du das Bett am Morgen hochgeklappt hast, ist ein riesiges Bild der Valente zum Vorschein gekommen. Das kann auch nicht jeder erzählen, dass er die Caterina Valente nachts unter seinem Bett und tagsüber in voller Schönheit an der Zimmerwand gehabt hat.
Ja, und dann bist Du nach Salzburg gekommen. Wolltest nur zwei, drei Jahre bleiben. Am Landestheater waren es 13 Jahre, in Salzburg überhaupt fast dreißig. Zwei Intendanten: Mirdita und Hochstraate.

Du hast aus Sängern und Schauspielern Helden und Scheusale gemacht, Könige und Mörder, Götter und Widerlinge. Werner Hollweg, Fritz Muliar, Peter Branoff, Josef Köstlinger. Und hunderte andere Namen. Große und kleinere Lichter. Du hast Ihnen die Bühnenexistenz ins Gesicht gemalt. Du warst der Chef der Herrenmaske.

Du hast ja nicht nur zu Theaterzwecken geschminkt. Einmal hast Du aus Deiner Schwester Jolli, ihrem Mann und der Tochter Vampire gemacht, so herrlich gruselig und so vollkommen, dass nicht einmal die Nachbarn sie erkannt haben. Mir hast Du einmal durch Deine Visagistenkunst zur erfolgreichsten Ballnacht meines Lebens verholfen. Es war ein ORF-Gschnas, und es ist – mottomäßig – irgendwie ums Wasser gegangen. Kurzum: Du hast mich als Wasserleiche geschminkt. Was dann passierte? Alle Frauen wollten mich, die Wasserleiche, ins Leben zurückholen, durch Tanzaufforderungen, Alkoholeinflößungen, sogar Mund-zu-Mund-Beatmungen. Die haben in Wahrheit nicht mich gemeint, sondern die schaurig-schöne Wasserleiche, die Du mir ins Gesicht und ins Haar gezaubert hast.

Neulich, keine zwei Wochen ist das her, haben wir darüber geredet, und Du hast Dich noch erinnert. Und wie Du meine Frau, die Brigitte, und Dich selber für eine Halloweenparty beim Randy vom Theaterchor, der in der Getreidegasse gewohnt hat, in eine Lesbe und in einen Transvestiten verwandelt hast. Verwandelt habt ihr euch in der Herrenmaske im Großen Festspielhaus; dann seid ihr durchs Kulturwochenpublikum stolziert, zum Entsetzen der Ordner und Billeteure.

Und dann wollte euch auch noch die Polizei abführen, vor allem weil Du, Werner, mit Deinem aberwitzigen Theaterhumor, gerufen hast: „I' hab's ja g'wusst, dass' uns verhaften!" und dabei kokett das Mäntelchen gelüpft und deine schrille Strappskorsage hergezeigt hast. Ihr seid nicht verhaftet worden und am Schluss haben die Polizisten herzlich mitgelacht. Na und im Jahr darauf, wieder zu Halloween, seid ihr zwei schaurig vergammelte Sandler gewesen, in der Getreidegasse gegenüber dem Lederwaren Fritsch auf Zeitungspapier hockend.
Die Brigitte mit grausam verfilzter Perücke, Du mit den schwarz weggeschminkten Zähnen, beide aus dem Tetrapak trinkend, nein: saufend, in herrlicher Theaterlaune einen lautstarken Ehestreit spielend, bis wieder die Polizei gekommen ist. Neulich, an Deinem Krankenbett, haben wir so laut und so lange darüber gelacht, bis Dein Lachen in einen kleinen Husten übergegangen ist.
Auch im Tageshospiz, als es Dir vor ein paar Jahren schon sehr schlecht gegangen ist, hast Du geschminkt. Die anderen Patienten. Aus Todkranken hast du Clowns gemacht. Schöne lachende Clowns am Ende ihres Lebens. Und aus der Frau Urdl hast Du eine feu-

rige Spanierin gezaubert am Schluss. Du hast so viel Lachen in die Welt gebracht, Werner, auch ins Hospiz. Deinem Charme konnte keiner widerstehen. „Ich bin ganz schwach", hast Du bei der Ankunft im Hospiz gesagt, und nicht nur einmal, „ich bin ganz schwach, ich brauch ein Kreislaufmittel!" Und schon sind die Irmi oder die Heike oder die Trude aufgesprungen und haben Dir Sekt serviert.

Mit der Trude und anderen Freunden bist Du, das war Dein großer Wunsch, nach Venedig gereist, per Bahn. Da warst Du schon ein Rollstuhlfahrer. Rollstuhlfahrer haben es in Venedig besonders schwer. „Venedig ist keine Stadt für Krüppel", das hast Du selber so gesagt. Aber die Freunde haben Dich über alle Brücken und Brückchen getragen. Leicht genug warst Du ja und umwerfend schön in Deinem edlen Gehrock. Gewohnt habt ihr im Palazzo eines Freundes. Wozu heißt der Gehrock Gehrock, wenn man ihn trägt … und der, der ihn trägt, getragen werden muss. Wird Dich Karl Valentin jetzt da droben grad fragen und ihr werdet lachen, dass sich die Engel, die mit den Clowngesichtern, zerkugeln.
Venedig sehen und nicht sterben. Deine Lebensuhr schien damals fast abgelaufen zu sein. Aber nach dem Venedig-Abenteuer ist neues Feuer, neue Kraft in Dir aufgestiegen. Du hast gelebt, in vollen Zügen. Gelacht, die anderen mitgerissen mit Deinem Lachen. Deinem trockenen Humor, Deiner Schlagfertigkeit. Kannst Du Dich an die „Lästersau" erinnern? Im

Tageshospiz, vor Jahren, habt ihr so ein Sparschwein gehabt, die „Lästersau". Die Irmi, Frau Doktor Singh, ist ja eine aus Bayern, die Heike ist auch aus Deutschland. Und weil da immer hin und her gelästert worden ist, zwischen Österreichern und Deutschen, hat man die „Lästersau" erfunden.
Bei jeder Lästerung musste der Lästerer ein Geldstück einwerfen. Was hast Du gemacht, Werner? Hast der Irmi einen 5-Euro-Schein in die Hand gedrückt und gesagt: „Heute darf ich lästern, so viel ich will!"

In Japan, 1991, beim großen Mozart-Opern-Gastspiel des Landestheaters in Tokio, Osaka und anderen Städten, warst Du natürlich mit dabei und hast die Stars geschminkt. In der Freizeit bist Du mit den Kolleginnen, mit der lieben Hildegard Dicker, der Gewandmeisterin, zum Beispiel, ausgeschwirrt, und ihr habt Kimonos gekauft. Und im Hotelzimmer habt ihr aus purer Lust und Laune Japaner gespielt und seid wieder einmal am Boden gelegen vor Lachen.
Der schwarze seidene Morgenmantel, den Du jetzt, während der letzten Wochen auf der Palliativstation, getragen hast, ist der aus Japan? Du hast ihn getragen, in Deinem Rollstuhl sitzend, wenn Dir die Frau Dr. Faber auf dem Klavier vorgespielt hat. Mozart, Grieg, Beethoven, Filmmelodien. Und Du hast mitgesungen, „Cats" zum Beispiel, „Memory". Du hast ja selbst einmal eine der Katzen gespielt.

Mit Sack und Pack bist Du ins Krankenhaus gekommen, Du hast gewusst, dass es keine Rückkehr geben wird. Der Michi, der wunderbare Freund und Begleiter, hat Dir geholfen, wo es was zu helfen gab, beim Auflösen der Wohnung zum Beispiel. Die Trude hat Dich, solange es ging, einfach so zum Essen entführt. Und Dich mit ihrem ungeschminkten Humor, mit ihrer – ich sag das sehr liebevoll – brutalen Zärtlichkeit aufgebaut, leibhaftig oder per Mail, wenn Du wirklich am Boden warst. Dann noch die Klavierdarbietungen der Frau Doktor. Und am Serviertischchen die Baileys-Mixgetränke. „Das darf ich alles trinken", hast Du uns erzählt und herzlich gelacht. Ist es Dir gut gegangen, Werner, am Schluss! Was trinkt ihr jetzt da oben, die Leander, die Jakobsson, die Engel und Du? Sekt oder Baileys? Und kann die Zarah Leander noch immer so gut ihr „rrrrrr" rollen beim Singen und beim Erzählen?
Die Familie ist wichtig gewesen. Die über alles geliebte Mutter, die Dich in ihrem Bauch aus dem Krieg weggetragen und an der Hand nach Wien zurückgeführt hat. Die Geschwister, der Dieter, der Horst, die Jolli natürlich, die zweite Mutter in Deinem Leben, mütterlich, fürsorglich, aufmerksam.
Die schönen Urlaube, die Du mit ihr und ihrer Familie verbracht hast. Die letzte große Reise mit ihnen, vor zehn Jahren, nach New York.

Dass Du auch gemalt hast und verdammt gut noch dazu, das wissen nicht alle. Auch nicht, dass Du so ein

Tiernarr gewesen bist. Hunde, Katzen, und nicht erst nach dem Musical. Einer Deiner Kater in Salzburg hat „Lexi“ geheißen, in Schweden hast Du einen kleinen Pudel gehabt, geliebt und verwöhnt. In Wien hat die Felicitas, Deine Lebensgefährtin damals, immer die Hunde betreut, wenn Du in der Arbeit warst, Schminkkönig, Maskenmeister.
Dass Du, ganz privat, ganz Mensch, ganz ungeschminkt, Dein „Hausi“, die Hütt'n im Garten von der Sylvie in der Kendlersiedlung geliebt hast, dass Du Blumen gepflanzt und Dich so richtig von Herzen entspannt hast dabei … ach, Dein Leben war wirklich abenteuerlich und reich. Du hast es ausgekostet. Und Du hast als Schlussresümee gesagt, neulich erst: „Ich bereue keine Sekunde!“
Die Leute vom Theater sind noch auf einen Sprung vorbeigekommen, ganz am Schluss. Und der Stevie und die Kiki. Die Freunde eben. Der Andy, der Sigi, die Renate.

Von einer Kreuzfahrt hast Du geträumt. Von einer Schiffsreise. Das ist sich, in diesem Leben, nicht mehr ausgegangen. Du hast, wie Du selbst auf Deinem Partezettel schreiben hast lassen, „die Weltbühne am 17. Mai 2010 zufrieden verlassen“.
Wir wissen ja viel weniger als Du. Wir wissen nicht, wie diese letzte Reise verlaufen wird. Als mein kleiner Bruder starb, hab ich ihm einen Clown-Text geschrieben, aus Verzweiflung. Ich lese ihn Dir vor, Werner, bevor Deine geliebte Zarah Leander von den Clowns

singen wird. Bevor wir hinüberwechseln aus der Trauerhalle auf die Wiese vorm „Buberlgut“, ins „kleine Sacher“, wie ihr Wiener sagt. Auf eine Würstelstand-Partie. Würstl und Bier. Dein Abschiedsgruß an uns, neben Deinem unauslöschlichen Lachen vom Partezettel herunter.

*Zwei Clowns, am Schluss*

Am Schluss dann
    wann am Schluss?
Ganz am Schluss
    wenn sie die Sterbekerze anzünden?
Wenn sie die Sterbekerze anzünden
    innominedomineherrjemmine!!!

Es ist nicht so schlimm
    nicht so schlimm, meinst du?
Nicht so schlimm
    weißt du was Genaueres womöglich?
Ich hab so eine Ahnung
    so eine Ahnung? Welche?
Dass es nicht so schlimm ist
    nicht so schlimm – ist das alles?
Das ist schon viel, das ist...
    genug? Eine Ahnung wäre genug?
Am Schluss kommt ein Boot
    und wenn ich seekrank bin?

Am Schluss holen dich die Engel ab
    ich fliege niemals, nie, nie! Also?

Also gut: durch den Tunnel, aus der Dunkelheit
den Tunnel, welchen Tunnel?
Durch den Tunnel aus der Dunkelheit ins Licht!

und wenn ich … hör zu:
ich bin einmal in einen Silberstollen gekrochen
ich bin in ein Salzbergwerk eingefahren
ich hab Zustände gekriegt, Zustände, sag ich dir
nie mehr wieder, nie, nie im Leben
ich sterbe, wenn ich nur an einen Tunnel denke
keine Computertomographie, bitte
ich halte das nicht aus, ich halte das nicht aus
ich hab Tunnelangst, hochgradige Tunnelangst!!!

Ja dann, dann … du kannst dich nicht überwinden?
Niemals, nie, nicht im Tunnel!
Aber … aus der Dunkelheit ins Licht?
welches Licht?! Ich halte nicht durch bis zum Licht!
Du hältst nicht durch bis zum Licht?
ich krepier gleich hinter dem Eingang!
Notfallstropfen? Ich meine … oder Autogenes Training?
Therapeuten haben sich aufgehängt, meinetwegen!

Und wenn ich dich an der Hand nähme?
du würdest mich an der Hand nehmen, am Schluss?
Natürlich würde ich dich an der Hand nehmen, am Schluss!
du würdest mit mir … durch den Tunnel?
An den Tunnelrand, Stan, nur an den Rand!

Danke, Ollie, ich denke, das ist schon viel, obwohl …

Wir schaffen das schon, wir zwei …
du und ich, wir haben schon Ärgeres geschafft, stimmt's?
Stimmt! Zum Beispiel, als wir … oder … na ja … du weißt schon
viel Ärgeres … ha! – damals, als … verflixt, wie war das?
Gestern hätte ich noch so viel gewusst über uns zwei, so viel!
Du würdest mich also wirklich …
Bis an den Rand, Stan, bis an den Rand
und dann? Schubsen? Du würdest mich in den Tunnel schubsen?!?
Wenn es doch zu deinem Besten wäre!
sagst du, aber stimmt das auch?

Ich würde dich an den Tunnelrand bringen
und mich schubsen
Und dir sagen: mach's gut, Stan, mach's gut
du auch, Ollie, du auch – und dann schubst du mich?
Ich soll dich schubsen? Du kriegst doch Zustände …
ich könnte ja die Luft anhalten, im Tunnel
Aus der Dunkelheit in das Licht

vierzig Sekunden, wird das reichen, Ollie?

Psssst, Stan, nicht so viel reden
    psssst, Ollie, warum nicht?
Weil die Kerze schon brennt, Stan
    ach so, Ollie, ja dann …

## *Der gute Geist der Linie „M“*

Es gibt ja keine Schaffner mehr, höchstens bei der Eisenbahn, aber da heißen sie Zugbegleiter. Ich rede von den Obus-Schaffnern. Von den Herrn Obus-Schaffnern. Heute regieren die automatischen Fahrscheinentwerter. Und wo sind die Zeiten, da sich ein Bub vom Christkind eine Schaffnerausrüstung gewünscht hat! Die Umhängetasche, die Mütze, die Zwickzange mit den bunten Fahrscheinen zum Entwerten! Walter Hingsamer war ein Schaffner, ein Herr Schaffner mit Leib und Seele und vom alten Schlag. Der „gute Geist“ der M-Linie.

Damals waren die Salzburger Stadtbusse nicht mit Zahlen, sondern mit Buchstaben gekennzeichnet. Der „F“ ist Richtung Friedhof gefahren, der „S“ nach Walserfeld, der „R“ über die Grenze nach Freilassing. „M“ wie Maxglan. Die M-Linie, das war die Ringlinie. Maxglan, Hanuschplatz, Bahnhof, Maxglan. Und die Gegenrichtung.
„Schaffner sei' / des woar amoi wos“, hat Wolfgang Ambros, der bekannte Austropop-Sänger, gesungen, „die Zeit is vorbei / heit foahr' ma schaffnalos!“

Als Schaffner wird man nicht geboren. Geboren wird man als Kind, manchmal in einfachen, manchmal in komplizierteren Lebensverhältnissen. Walter Hingsamer kommt in Assach in der Steiermark zur Welt, am 12. Juni 1931. Die Mutter heißt Katharina, Katharina Wallner. Der Vater ist Eisenbahner, und bald schon ist er irgendwo anders, nicht bei der Familie. Die Mutter lernt einen anderen Mann kennen. Der Mann heißt Karl, Karl Hingsamer, und ist ein wunderbarer Mensch. Den Walter nimmt er wie einen eigenen Sohn auf. Stiefvater sagen wir in der deutschen Sprache.

Die Vorsilbe „Stief" hat mir nie gefallen. Dass diese Silbe so einen seltsamen Beigeschmack hat, daran sind hauptsächlich die Gebrüder Grimm schuld, die in ihren Märchen immer wieder böse Stiefmütter oder verstoßene Stieftöchter auftauchen lassen. Im Französischen heißt Stiefmutter: „belle-mère", also: schöne Mutter. Und Stiefvater: „beau-père", also: schöner Vater.
Ein guter Vater war er jedenfalls, zum Walter und zur Erika und zur Linde, den beiden Töchtern, die ihm und seiner Katharina geboren werden. Ein Vater für alle, ein Vater zum Pferdestehlen. Auch die Geschwister, ob Halb- oder Ganzgeschwister, das ist unwichtig, haben sich von Herzen gemocht. Karl Hingsamer, der Vater, war Schlosser von Beruf. Er soll ein besonders schönes schmiedeeisernes Eingangstor auf der Festung Hohensalzburg angefertigt haben.

Man übersiedelt nach Salzburg, einige Zeit wohnt man im Glockenspielgebäude beim Residenzplatz, eine wunderbare Adresse. Die Kinder, die hier gewohnt haben, zwischen Residenzplatz und Kaigasse, hat man früher „Glockenspielkinder“ genannt; die Jugendlichen waren junge „Glockenspieler“. Walter ist noch fast ein Kind, als der Zweite Weltkrieg ausbricht. Ein 14-jähriger Bursche ist er, als alles vorbei ist, die Alarmsirenen, die Angst, die Bombenangriffe. Walter Hingsamer hat nie wirklich darüber geredet, zu belastend, zu bedrohlich müssen diese Erlebnisse gewesen sein.

Als die Stadt Salzburg endlich wieder zu atmen und zu leben beginnt, fängt Walter eine Lehre an. Er will Tischler werden, und sein Lehrherr heißt Flamm, Tischlerei Flamm in Parsch. Am 3. August 1948 schließt er seine Lehrzeit ab und erhält den Gesellenbrief. Eine Zeit lang arbeitet er bei einer Bodenlegerfirma, Parkettböden und so, bis er seine Lebens-Arbeitsstätte gefunden hat: die Salzburger Verkehrsbetriebe. Überall muss man klein anfangen; bei den Verkehrsbetrieben heißt das, damals jedenfalls: als Wagenwäscher. Aber bald schon, in den frühen fünfziger Jahren, wird er Schaffner.

„Schaffner und Schaffner“, hat Wolfgang Ambros gesungen, „is zwarerlei. Ma’ kann nur a Schaffner / Oder auch ein Herr Schaffner sei’! Ma’ kann Stationen ausruafn, Foahrscheine verkaufn und sonst nur parier’n / Ma’ kann da Knecht sein von die Foahrgäst / Oder den Wag’n regiern!“

Kein Zweifel: Walter Hingsamer ist ein „Herr Schaffner", der „gute Geist" der M-Linie. Damals, in den fünfziger Jahren, arbeiten 680 Männer für die Stadtbusse. Obus-Lenker, Schaffner, Menschen im Innendienst. Wenn ein Bus einen Anhänger mitzieht, wie der M-Wagen, dann fahren gleich zwei Schaffner mit. Später, in den sechziger Jahren, in den Gelenkbussen, sitzt der Schaffner beim hinteren Einstieg in einem Kobel, mit Klapptüre, wie ein König, der Herrscher des Busses.

Ein Schaffner war ja nicht nur Fahrscheinzwicker und Stationenausrufer, er war immer auch so was wie ein Pädagoge, der den Passagieren, den Kindern vor allem, Manieren beibrachte: vom Sitzplatz aufstehen, wenn ältere Leute den Bus betreten, die hintere Plattform verlassen, nicht toben, schon gar nicht rangeln. Der Schaffner hat alles im Auge und im Griff gehabt. Es gab überaus strenge Schaffner und geduldige. Walter Hingsamer war einer mit Herz.

Man ist jung, fesch, lernt ein Mädel kennen, heiratet, bekommt ein Kind. Aber die Alltagsliebe hält nicht immer, was der Liebestaumel verspricht. Man trennt sich wieder, verliert sich aus den Augen, auch den Sohn. Und irgendwann erfährt man, dass der Weg, den der Junge eingeschlagen hat, ein verheerender war und dass der Sohn, Walter junior, diesen Planeten, wie bitter, bereits für immer verlassen hat.

Die Zeit heilt Wunden, nicht alle, aber einige. Und die Liebe erwischt einen oft im richtigen Augenblick. Der Walter ist mit seiner Clique, mit den Obus-Kollegen, in der Stadt unterwegs, man flaniert, man besucht ein Café in einer Getreidegassen-Passage. Und da serviert einem eine junge Frau namens Rosemarie den Kaffee, und lächelt dabei so süß. Eine Dunkelhaarige, sehr hübsch. „Wie Romy Schneider in den frühen Filmen". Der das heute sagt, ist Werner, der Sohn von Walter und Rosemarie, aber damals natürlich noch lang nicht auf der Welt.

Kurzum: die Kellnerin Rosemarie Schuster und der Obus-Schaffner Walter Hingsamer befahren gemeinsam die Ringlinie des Glücks, die vorm Schloss Mirabell, vorm Trauungssaal Halt macht. Die erste Wohnung ist kein Schloss, eine Dachwohnung in der Gnigl, aber zum Glücklichsein reicht es. Bis eine Wohnung in Lehen, in der Strubergasse lockt. Strubergasse 45, der Ort, an dem das Glück viele Jahre daheim ist.

1974 kommt ein Söhnchen zur Welt – Werner. 1979 erklingt noch einmal Babyschreien in der Hingsamer-Wohnung in Lehen. Das Töchterchen Karin wird geboren. Jetzt ist man zu viert und macht vieles gemeinsam. Die Mitarbeiter der Verkehrsbetriebe haben ein kleines, für Familien unschätzbares Privileg: ein Strandbad am Wallersee, auf dem firmeneigenen Gelände, und eine Ski-Hütte im Postalmgebiet. Die Männer haben die Hütte in Eigenregie gebaut, in vielen freiwilligen Arbeitsstunden. Umso mehr genießt man das Hüttenparadies im Winter und das Strandbad im Sommer. Und jedesmal trifft man liebe Kollegen, gute Obusler-Freunde wie den Haslauer Bertl oder – und vor allem – den Riedler Luggi, Busfahrer, später dann Revisor.

Lasst uns über die Freundschaft reden. Der Luggi und der Walter sind die besten Freunde, fast fünfzig Jahre lang! Ein halbes Jahrhundert in guten und in schlechten Zeiten. Was unternehmen die beiden nicht alles gemeinsam! In die Türkei, nach Tunesien reisen sie, manchmal ist auch der Haslauer Bertl mit von der Partie. Als Dritter der munteren Dreier-Bande. Die Rosemarie, die liebevolle Ehefrau und Mutter, ist ja gerade im Sommer beruflich unabkömmlich. Als „Seele der Reinigungsdamen" führt sie im Festspielhaus das Regiment, beliebt bei den Mitarbeiterinnen, auf Du und Du mit der Festspielpräsidentin und mit manch bedeutendem Künstler. Im Sommer kann sie unmöglich verreisen, also verreist der Walter mit den Freunden, und besonders gern mit dem Luggi.

Jahr für Jahr geht es nach Ungarn, nach Bad Heviz am Plattensee. Und wenn sie schon dort sind, dann müssen sie auch im Casino vorbeischauen. Man gewinnt, man verliert. Einmal hat der Walter kein großes Glück und schenkt dem Luggi den letzten Jeton. „Den brauch ich auch nicht mehr", sagt er resignierend. Der Luggi nimmt ihn, setzt auf die Zahl

„19", warum, weiß er eigentlich selber nicht; und die Kugel fällt auf die „19". 3.500 Schilling Gewinn, das ist viel damals; der Ungarn-Urlaub im Parkhotel in Bad Heviz ist damit locker bezahlt.

Pascheln ist ja auch so eine Sache. Wenn einer vom Würfel-Fieber angesteckt ist, und der Walter und der Luggi sind das zweifellos, dann verliert man dabei manchmal jegliches Zeitgefühl.
Wieder so eine Reise, diesmal nach Kuba. Am Flughafen Schwechat heißt es: Die Maschine nach Havanna hat fünf Stunden Verspätung. Echte Paschler haben ihre Paschler-Wiese, das Brettl, immer griffbereit dabei, und so sitzen die beiden, der Walter und der Luggi, in der Wartehalle und würfeln und würfeln. Bis sie – fast wie aus einem Traum aufwachend – durch die Lautsprecher diese Botschaft vernehmen: „Letzter Aufruf für Herrn Walter Hingsamer und Herrn Ludwig Riedler. Bitte dringend zum Ausgang kommen!" Jetzt rennen sie wie um ihr Leben, werden mit einem Flughafenfahrzeug zur Gangway gefahren. Ein paar Augenblicke später, und die Maschine wäre ohne die beiden nach Kuba abgeflogen.

In den späten siebziger Jahren ist die Schaffner-Zeit für Walter Hingsamer vorbei, seit 1980 gibt es in den Salzburger Bussen überhaupt keine Schaffner mehr. „Die Schaffner sterbn aus, überoi", singt Wolfgang Ambros. „Der Mensch wird ersetzt durch a Kastl aus Metoi."

Walter Hingsamer wechselt in die Tischlerei der Verkehrsbetriebe an der Alpenstraße. Tischler hat er ja gelernt, er kann aber auch alles andere: die Bodenbeläge in Ordnung bringen, Obus-Sessel demontieren, montieren. Einfach alles. Er ist geschickt und immer mit Engagement bei der Sache. Mit dem Herzen und mit der Seele. Und er lässt sich nicht aus der Ruhe bringen. Er spaziert so schnell oder so langsam er will über den Hof; wenn ihn der Betriebsdirektor höchstpersönlich mahnt, er könnte doch um einiges schneller gehen, bleibt er bei seinem Tempo und denkt sich seinen Teil. 1991 geht er in Pension, schmeißt noch die eine oder andere Runde, verabschiedet sich mit einem fröhlichen, gemütlichen Fest von seinen Kumpeln.
Die Schaffnerzeit war sicher die schönste in seinem Arbeitsleben. Und er, der Walter, war einer von den Besten. Grad dass man nicht salutiert hat, wenn er in seiner Schaffneruniform den Wagen, den M-Wagen betreten hat.

Vielleicht hätte er mehr auf seine Gesundheit achten sollen. Aber das sagt sich so leicht, wenn einer lebenslustig ist und sich nichts abgehen lassen will. Das Glas Wein, das Glas Bier, das Kegeln, den Kaiserschmarrn, die Kasnock'n. Und wenn die Stammtischrunden im „Bräustübl" so viel Spaß machen! Oder der Pensionistenstammtisch im Café Ambiente! Wenn einer so gut Schmäh führen kann und so umgänglich ist und so viele Menschen kennt! Als er mit dem Rauchen aufhört, verdrückt er statt 20 Zigaretten zu paffen zwanzig Äpfel. Sport vielleicht? Aber da ist er lieber mit dem Werner ins Stadion zum Match gegangen. Die hohen Berge haben ihn auch nicht wirklich gereizt. Die Salzburger Stadtberge waren ihm hoch genug. Eine Zeit lang ist er ja sogar täglich über den Mönchsberg gegangen.

Mit der Rosemarie verlebt er in der Pension noch ein paar schöne Jahre; die beiden fahren gemeinsam auf die Insel Mainau, nach Capri, fliegen nach Griechenland und auf die Kanarischen Inseln. Oder pascheln mit der Familie, auch mit der Magdi, der Cousine. Die Kinder, der Werner und die Karin, haben jetzt ihre eigenen kleinen Familien, und der Vater genießt mit großer Freude das Heranwachsen und Größerwerden der Enkelkinder. Felix, Maximilian, Aaron.

Irgendwann einmal ist ihm die Gesundheit nicht mehr so wichtig. „Sterb'n müss ma' alle amoi!", sagt Walter Hingsamer.
Die Rosemarie, die geliebte, treue Frau, Begleiterin durch dick und dünn, ist ja auch nicht mehr gesund, und beim Walter macht sich die Zuckerkrankheit gnadenlos bemerkbar. Tapfer sind beide, besonders die Rosemarie. Ihr Tod vor einem Jahr trifft den Walter schwer. Jetzt sind die Kinder gefordert – der Werner und die Karin. Sie machen alles Menschenmögliche. Und mehr als das. Die Karin fährt jeden Tag von

Anger nach Salzburg rüber, besorgt dem Vater den Haushalt, pflegt ihn, bereitet ihm das Essen zu. Der Sohn kommt am Abend, gleich nach der Arbeit. Zwei wunderbare Kinder. Das ist keine Selbstverständlichkeit. Die Karin übersiedelt mit ihren Lieben in die Steiermark. Der Vater könnte mitkommen oder nachkommen. Aber dann geht alles schneller als in einem bösen Traum.

Dass er nichts mehr sehen kann, das macht den Walter verzagt. Die Welt hat er gern gesehen, jetzt muss er von den Bildern der Erinnerung leben. Er hadert nicht. Er fügt sich in sein Schicksal. „Sterb'n müss ma' alle amoi!“ Dass am 22. November die Zwillinge Michael und Raphael das Licht der Welt erblicken, erfüllt ihn mit großer Freude, auch wenn er die neuen Erdenbürger, die Enkerl nicht mehr in die Arme nehmen kann. Einer muss gehen, zwei kommen zur Welt.
Das Herz wird schwächer, seine Gelassenheit wird größer. Drei Tage vor seinem Tod, sagt Werner, der Sohn, rennt am Krankenbett noch der Schmäh. Der Vater ist verschmitzt wie eh und je. Aber dann kommt, schon lange erwartet, die Zeit des Abschiednehmens. Am Bett sitzen, die Hand streicheln. Die Kinder können in Ruhe und Liebe Lebewohl sagen. Auch der Luggi, der Freund.

„Er war ein liebenswerter Mensch“, sagt der Luggi über den Walter, „ruhig und gesellig zugleich. Ein

Familienmensch und trotzdem ein echter Freund. Der beste Freund."

Am Freitag, dem 28. November, als den Walter die Krankheit schon unendlich müde gemacht hat, besucht der Freund den Freund noch einmal am Krankenbett. Der Walter erkennt kaum noch einen Besucher, aber den Freund erkennt er. „Danke, Luggi, dass d'kommen bist!" Die letzten Worte. In der nächsten Nacht, kurz nach Mitternacht, wird der Walter von seiner unendlich schweren, langwierigen, mit großer Geduld ertragenen Krankheit erlöst. Wahrhaft erlöst. Der Werner, der Sohn, sitzt bei ihm, als die große Stille beginnt. Mitten in der Nacht, das ist das einzig Trostvolle in den Trauertagen, mitten in der Nacht beginnt der neue Tag.

Er hat das Leben genossen, er hat Freude und Lachen und Liebe in diese Welt gebracht. Der „Herr Schaffner" Walter Hingsamer.

„Schaffner sei' – des war amoi wos /
die Zeit is vorbei – heit foahr ma schaffnerlos!"

## *Tod eines Clowns oder: Die Käuze sterben aus!*

Warum macht das der Tod, dieser unberechenbare Geselle? Warum pflückt er die liebenswerten Käuze vor Ablauf einer vernünftigen Lebensfrist aus dem Spiel heraus, stiehlt sie aus dieser Welt? Die Einzelgänger, Eigenbrötler, die Phantasten, Querdenker, Originale?

Der Narr, der Kauz, die unangepasste Person kommt ja in jedem Totentanz erst ganz am Schluss an die Reihe, lang nach den „Wichtigen", vom Papst bis zum Kaiser, lang nach dem Pfäfflein, der Nonne, nach der Jungfrau, sogar nach dem Kind. Dann erst holt sich der Tod den Narren, den Kauz! Oder der sich den Tod?

Der Tod, verdammt noch mal, hätte Elmar Prack fragen müssen. Der hat sich ausgekannt mit dem Tod und dem Narren. Der hätte ihm gesagt: ich bin noch lang nicht an der Reihe. Er hätte ihm seine unglaublich starken Totentanz-Holzschnitte unter die Knochennase gehalten, und der Tod hätte sich mit bedauerndem Kratzfuß zurückgezogen.

Als vor ein paar Jahren bei den Tiroler Volksschauspielen in Telfs, nach einer langen Serie von Todesfällen (Hans Brenner, Walter Reyer, Otto Grünmandl, Klaus Löwitsch, Werner Pirchner) auch noch der

Schauspieler Franz Trager starb, konnte man in der Trauerparte in der „Tiroler Tageszeitung“ lesen:

„Von den ‚Kasperln‘ der Tiroler Volksschauspiele sind jetzt bald mehr im Himmel als in Telfs. Wir bitten die höheren Instanzen, uns die Schauspieler (die auch unsere Freunde sind) nicht dauernd wegzunehmen, wir halten das nicht mehr aus. Auch wenn die da oben bei ihren himmlischen Telfser Volksschauspielen sicher ihre Hetz haben.“

Als ‚Kasperl‘ hat sich auch Elmar Prack selber gerne bezeichnet; ein Kasperl war er, ein Kauz, wie man sich einen wünscht, wie man einen braucht, grad in so einer Stadt, grad in Salzburg. Eine poetische Erscheinung, ein Gesamtkunstwerk, von theatralischer Dimension.

Einer von jenen viel zu Wenigen, bei denen man nicht abgrenzen kann: wo beginnt die Kunst, wo das Leben, wann geht das eine ins andere über? Was ist Spaß, was bitterer Ernst? Was ist ein Scherz, was eine Grobheit?

Elmar Prack hat entzückt und verstört, und manchmal beides gleichzeitig. Gibt es Spannenderes in der Kunst? Anstrengenderes im Leben? Viele haben ihn gerade wegen seiner Widersprüchlichkeit gemocht. Manchen war er ein bisschen unheimlich ... wenn er, der Bärtige mit dem mächtigen Hut auf dem kahlen Schädel, am Mönchsberg durchs Laub gestapft ist, seinen Hund, den „Sandy“ an der Seite, auf der

Suche nach irgendwas Ausreiß- oder Ausgrabbarem, einem unscheinbaren Gewächs oder einer hochgeschossenen Stockrose, um sie dann in fremden Gärten, bei Freundinnen oder Freunden einzusetzen und auf das Wunder ihrer Entfaltung zu warten. „Der Mensch ist vergänglich, das Kraut aber wird wachsen“, ist eines seiner Blätter benannt.

Er hat sich selber den treffendsten Titel auf den Leib geschrieben: „Zu-spät-Barocker“ – sein Lebens-und-Kunst-Programm. Mit beiden Händen voll ins Fleisch der Welt, grad in einer Zeit, in der das Karge, das Asketische die Werteskala anführt. Er hat sich wie ein lustvoller Spieler – mit beiden Händen voll ins Fleisch – Götter, Helden, Majestäten aus deren Geschichten, die er gekannt hat wie kaum ein anderer, herausgezupft, hat sie am Schopf gepackt, mit seinen Künstlerhänden durchgebeutelt, in den Wind gehängt und dann in grotesken, aberwitzigen Szenerien mit der Rohrfeder und dem Pinsel neu aufgestellt. Der mächtige, sagenumwobene Kentaur zum Beispiel findet sich bei Elmar Prack wieder als schamgeröteter Pferdemensch, mit einem Pferdesöhnlein an der Leine, das ein Spielzeugpferdchen hinter sich herzieht. Entmythologisierung, wie man es skurriler und feiner zugleich nicht machen kann.

Elmar Prack hat ein eigenes Universum in sich getragen, ein immenses Wissen, gepaart mit unerschöpflicher Phantasie. Er hat enorm vieles gewusst quer

durch die Jahrtausende, über Kunst, Musik, Literatur, Gewächse, Theater, Vögel, Möbel, Comedia dell'arte, Froschkönige, Clowns, Gärten, die Mozarts, Essen, Gürteltiere und Krokodile, das Theater, die Stadt Salzburg, geraubte Jungfrauen und tanzende Elefantendamen.
Er war im Laufe seines Lebens nicht nur Grafiker, er war auch begnadeter Trödler, Beislwirt, Puppenspieler, Filmschauspieler, Regisseur, Autor, Grenzgänger, einer, der von jeder Tätigkeit Riesenerfahrungen in seinen Alltag, in seine Kunst mitgebracht hat.

1940 kommt Elmar Prack in Salzburg zur Welt, ihm folgen zwei Brüder: Arnulf, den er Ulf nannte und Wolfram, der für ihn zeitlebens der Wolfi war. Er verbringt seine frühe Kindheit auf Schloß Haunsperg, kommt in die Schule in Oberalm, fängt mit großer Begeisterung prächtige Schmetterlinge vom Himmel, pflückt schillernde Käfer aus den Wiesen und legt sich eine richtige Insektensammlung zu. Eine bemerkenswerte Leidenschaft für einen Volksschüler. Dass er mit 14 russische Literatur verschlingt, mit 20 als sein Lieblingsbuch den „Radetzkymarsch" von Joseph Roth nennt, wundert einen fast nicht mehr. Sein Universum füllt sich auf frappante, faszinierende Weise mit Objekten, Gedanken, Belebtem, Beseeltem aus den unterschiedlichsten Welten.
Elmar Prack besucht die Höhere Technische Lehranstalt für Textiltechnik und textiles Gestalten in Salzburg und Wien, studiert bei Caspar Neher (dem

Bühnenbildner, der so viel für und mit Bert Brecht gemacht hat) vor allem Kulissenmalerei, vertieft sich in das Studium diverser Drucktechniken. Und – Elmar Prack beginnt die Schauspielkunst zu erlernen. Zu seinen Theaterschülerkollegen zählen unter anderem Gerhard Zemann und Gerhard Dorfer.

Weiter in der bildenden Kunst. Er lernt den Salzburger Maler Albert Birkle kennen, eine Freundschaft entsteht daraus. Elmar Prack arbeitet mit dem Meister Birkle an den Glasfenstern der Bürgerspitalskirche. Ab 1965 wirkt er erfolgreich als freischaffender Grafiker, entwirft Schallplatten-Cover, Plakate, gestaltet Ausstellungskataloge, illustriert Bücher. 1978 zum Beispiel zeichnet er für den Verlag Alfred Winter realistisch genau und doch mit einer barocken Freude an der Übertreibung kauzige Männer und Frauen bei „fröhlichen Volks- und Bauernspielen“, die Franz Kopp gesammelt und beschrieben hat. Da spürt man schon bei den einzelnen Spiel-Demonstrationen, beim „Lackerl wegwischen“, beim „erschwerten Würstelfischen“ oder beim „Sautreiben“ die Lust am Gestalten praller Menschenärsche und schrulliger Visagen.
Die „Totentanz-Drucke“ auf dem Platten-Cover „Georg Trakl – Begegnung, Musik und Rezitation Tobias Reiser“ zählen zu den eindrucksvollsten Totentanzbildern unserer Zeit.

Wer so lebt, spät- oder, nach seinen Worten, zu-spätbarock, hat auch immer den Tod irgendwie im

Augenwinkel. Ein Schlüsselbild in seinem Werk, ein Blatt mit dem Titel „The Joker is me", öffnet die Tür in Elmar Pracks Welt, die das Hintergründige, das Makabere im Menschlichen immer wieder so irrwitzig und witzig zugleich aufrollt. Dr. Christa Svoboda, Kunsthistorikerin und langjährige künstlerische Begleiterin, beschreibt diese Szene sehr anschaulich: „Das Blatt zeigt den Tod in der schelmenhaften Verkleidung des Harlekin, selbst bereits am Boden liegend und doch den Glöckchenstab noch emporhaltend; man hört förmlich neben dem Menschen in seiner Vergänglichkeit noch das leise Geklingel der Mützenglöckchen."

Im Mirabellgarten ist er gerne gesessen, in augenzwinkernder Zwiesprache mit den barocken Skulpturen des Ottavio Mosto. Helden beobachten. Oder im Café Tomaselli, Menschen beobachten, uns Menschen. Noch einmal Dr. Christa Svoboda, in der Eröffnungsrede zu einer Prack-Ausstellung in Hallein: „Prack hält uns mit den aufgezeigten Skurrilitäten in unserer Umgebung und in uns selbst einen Spiegel vor, der zuweilen äußerst nachdenklich stimmen mag."

Der Schauspieler. Ich hab eine Filmszene im Gedächtnis. Der Film hieß „Vergiss Sneider", Götz Spielmann hat ihn gedreht, jener Götz Spielmann, der drüben in Hollywood einmal fast einen „Oscar" gewonnen hätte. In „Vergiss Sneider", einer Endzeitgeschichte, die nach einer Strahlenkatastrophe spielt, muss ein Boxer namens Pollux auf den ersehnten Kampf gegen einen Boxer namens Sneider verzichten, wegen der Verstrahlung draußen, und schlägt wütend auf einen Sandsack ein. Von Zeit zu Zeit geleitet ein Fremdenführer eine Gruppe durch diesen „Unterstand", ohne dass sie den Boxer und die anderen zur Kenntnis nehmen. Eine skurrile Geschichte.

Der Fremdenführer war Elmar Prack. Genauso wie er in „Parodontose now" von Hermann Dunzendorfer der „Wunderdoktor" Lang war. Noch so eine skurrile Geschichte. Etwas für Käuze.
Auch Peter Winkler hat in diesem Film mitgewirkt. Peter A. Winkler, Autor und Grafikerfreund, der in Elmar Pracks wohl nachhaltigster Theaterarbeit, dem „Ubu Roi" im Petersbrunnhof, die Titelrolle gespielt hat. Legendär! Auch schon tot, viel zu jung gestorben. Elmar Prack hat damals inszeniert und die Ausstattung übernommen.

Weil wir beim Theater sind. Auch Tobias Reiser, jetzt schon neun Jahre tot, zu jung gestorben, hat Elmar Prack auf die Bühne geholt – für sein „Jahr des Herrn" im Festspielhaus. Mit Fritz Kohles ist er damals unterem anderem aufgetreten. Noch so ein Barocker, noch so ein Gesamtkunstwerk, auch schon tot, auch so ein liebenswürdiger Kauz; die Käuze fehlen sehr in dieser Stadt.

In Erinnerung bleibt auch der Kinderfilm „Jonathana und die Hexe“ von Bernd Neuburger, den Elmar Prack als Art-Direktor ausgestattet hat. 1986 war das, ein Jahr, bevor ein Schlaganfall den damals 48-jährigen Elmar wie der Blitz trifft und in sein rundes Leben Kerben hackt. Eine gelähmte Hand, ein gelähmter Fuß – ein großer Einschnitt in seinem Alltag, auch in seiner Kunst.

Vielleicht wird seine Weltsicht dadurch noch ein bisschen schärfer, spöttischer, zynischer sogar, vielleicht hat ihm, dem Zu-spät-Barocken, das Schicksal noch mehr Kanten und Ecken versetzt; in seinen Zeichnungen und Druckgrafiken entfaltet sich seine schräge Phantasie noch unbeirrbarer, herrlich grotesk, selbstironisch, hintergründig. Wenn von Elmar Prack, dem Künstler gesprochen wird, dann fallen auch meist die Namen Goya und Herzmanovsky-Orlando. Und doch bleibt er immer Elmar Prack, unverwechselbar.

Wie halt einer arbeiten muss, der als Kind die schillernden Käfer geliebt, sich die russische Seele angelesen hat und am liebsten, auch mit lahmem Fuß, über den Mönchsberg geht, Gewächse aufstöbernd, die man ausgraben und anderswo wieder einpflanzen kann.

„Tod eines Clowns“, auch ein Blatt von Elmar Prack. Der Tod hat sich im Ablauf geirrt, hat, ohne sich an

die Spielregeln zu halten, zugeschlagen, in der Wohnung im Bärengässchen, wo Elmar Prack so lange gelebt hat. Hat ihn im Schlaf besiegt, feig und beruhigend zugleich.
Er hätte so sehr auf den Frühling gewartet, aber jetzt hat es grad wieder zu schneien begonnen. Auf das Singen der Vögel, das er so sehr geliebt hat!

Manchmal hat er, Elmar Prack, geglaubt, die Welt ist schlecht zu ihm.
Manchmal war die Welt schlecht zu ihm.

Manchmal ist die Zeit weitergerannt. Ohne ihn mitzunehmen.

Manchmal hätte er alle Chancen gehabt, aber er hat „Nein, Danke!" gesagt und Menschen vor den Kopf gestoßen.

Manchmal hat er seine Visionen nicht rechtzeitig in die Wirklichkeit herabgepflückt, und sie sind in den Phantasiestauden hängen geblieben und unbrauchbar geworden wie überreife Tomaten.

Ach, er hätte gerne, konkrete Pläne hat es schon gegeben, endlich seinen Schrebergarten angelegt, sich seine Pflänzchen und Blumen aus den fremden Gärten zurückgeholt und sie in seiner eigenen Welt eingesetzt. Aber jetzt ist er ohnehin schon dabei, die Paradiesgärten umzugraben und sie nach seinem Plan neu zu ordnen, mit den ungezählten in Salzburg nicht ausgeschlüpften Ideen aus seinem Hirn- und Herz-Kosmos zu bestücken.

Ein bärtiger Kauz stiefelt da durchs Paradies, einer mit dem mächtigen Hut auf dem kahlen Schädel (ist er so zur Welt gekommen? Er muss so zur Welt gekommen sein!), eine poetische Erscheinung, keine gelähmte Hand, kein gelähmtes Bein mehr, keine Verbitterung im Herzen über zu wenig Anerkennung in der mittlerweile schon fernen Welt, und jetzt arrangiert er die Wolkenszenerien um, eine kleine Übung für den Anfang, und dichtet den Engeln Weiberärsche an, die sich gewaschen haben, hört den Vogelstimmen zu, plaudert mit Stockrosen und Halbgöttern.

Glaubt mir: Der Tod ist vergänglich, das Kraut aber wird wachsen, nicht erst im Frühling.

## *Liebesgrüße von Planet zu Planet*

Ein Mensch hat diesen Planeten verlassen. Die Hülle, der Körper, das Äußerliche befindet sich noch hier bei uns, auf Erden, in diesem Sarg – aber die Seele, der Geist, das Wesen, das Wesentliche ist schon ganz woanders, auf einer Sternenbahn Richtung Erleichterung, Erlösung. Wir glauben ja immer, es gäbe nur diesen einen Planeten Erde. Was wir sehen, hören, denken, empfinden müssen auch alle anderen Erdenbürger so sehen, hören, denken, empfinden. In Wirklichkeit ist jeder sein eigener Planetenbewohner. Es gibt einen Lorenz-Planeten, einen Alina-Planeten, einen Daniel-Planeten. Es gab bis vor ganz kurzer Zeit einen Hildegard-Reiter-Planeten. Jeder Planet hat seine eigenen Gesetzmäßigkeiten. Manchmal verstehen wir diese Gesetzmäßigkeiten, manchmal haben wir ganz ähnliche Wahrnehmungen und Gefühle. Und sagen uns: ja, so ist es. Wie wir das gemeinsam empfinden, so ist es. Das muss die Wahrheit sein. Manchmal ist ein Mensch, und wenn wir ihn noch so sehr lieben, Lichtjahre von uns entfernt, in seiner eigenen Welt, auf seinem eigenen Planeten. Und wir zermartern uns den Kopf und es tut uns von Herzen leid, dass wir zu diesem Planeten keinen Zutritt finden, dass uns der verehrte, geschätzte, geliebte Mensch ein Rätsel bleibt. Ein Rätsel, auf das wir keine Antwort finden.

Es ist so wie beim „Kleinen Prinzen“ von Antoine de Saint-Exupéry. Da landet einer irgendwo, auf fremden Planeten, kennt sich zunächst überhaupt nicht aus und lernt im Laufe der Zeit ganz neue Sichtweisen, ganz andere Wirklichkeiten kennen. Einen Planeten mit einem Schaf, einen Planeten mit einem König, einen Planeten mit einer einzigen Straßenlaterne und einem einzigen Laternenanzünder.

Ich glaube, der Hildegard-Reiter-Planet war ein ganz besonderer! Mit vielen Geheimnissen, mit vielen für andere Menschen beängstigenden Winkeln, ein bisschen zum Fürchten vielleicht, ein bisschen zum Staunen. Man hat diesen Planeten manchmal mit Herzklopfen besucht und mit großer Traurigkeit wieder verlassen. Aber es war *ihr* Planet. Es war der Hildegard-Reiter-Planet. Auf den Planeten, die der Kleine Prinz erkundet, gibt es auch eine sprechende Schlange, einen klugen Fuchs und eine weise Rose. Auf dem Hildegard-Reiter-Planeten gab es eine heiß geliebte Eckbank, einen heiß geliebten Hochzeitsmantel, Fotos von den geliebten Enkelkindern, selbst gestrickte Hauben, Kerzen, Zigaretten, Tabletten, Ängste, einen Radioapparat, Romanhefte und vielleicht – das wissen wir, die wir von den anderen Planeten kommen, nicht –, vielleicht ein paar unvergleichlich schöne Momente, Augenblicke, Stunden.

Was war das für ein schwerer Lebensanfang! Das Mädchen Hildegard, das blonde Engelchen, ist noch sehr jung, acht, neun Jahre vielleicht, da werden sie und die Schwester Anni, die Eltern, die Großeltern vertrieben; einfach aus der Heimat verjagt. Kriegszeit. Eine gottlose, erbarmungslose Zeit. Batschka Pálanka hat die Heimat geheißen, im früheren Jugoslawien, Vojvodina, an der serbisch-kroatischen Grenze.

Die Donauschwaben, das war der grausame Befehl damals, haben ihre Heimat zu verlassen, über Nacht. Man muss um sein Leben rennen, viele haben es nicht geschafft. Die Wagners haben es geschafft, wenn man das so nennen will. Der Vater Lorenz, der geschickte Spenglermeister, die Mutter Maria, die kleinen Töchter und die anderen nächsten Angehörigen. Irgendwie hat man sich nach Ungarn durchgeschlagen. Und irgendwie nach Österreich. In Gastein hat das Mädchen Hildegard die Schule abschließen können. Dann hat die Familie, aus der alten Heimat verjagt, in Niederalm eine neue Heimat aufgebaut, mit Schaufeln und Krampen, mit der Kraft der eigenen Hände. Im Schweiße ihres Angesichts. Der kleine, selbst geschaffene Wagner-Planet. Endlich ein bisschen Ruhe, endlich das ersehnte Glück? Endlich ein Himmel mit ein paar Sternen?

Im „Kleinen Prinzen“ gibt es einen Geschäftsmann, der nichts als die Sterne besitzen will. „Das macht mich reich!“, sagt er. „Und was machst du mit dem Reichsein?“, fragt der Kleine Prinz. „Weitere Sterne

kaufen, wenn jemand welche findet", sagt der Geschäftsmann.
Hildegard Wagner will nicht reich sein, sie sehnt sich nach Geborgenheit, nach dem, was sie so früh verlassen musste. Nach diesem Urgefühl: Daheimsein, Glücklichsein. Man muss sich das vorstellen: Köfferchen packen, fort, irgendwohin und der Heimat nicht einmal Lebewohl sagen können. Mit acht oder neun Jahren!
Da hat man schon ein Herz voller Gefühle und einen Kopf voller Erinnerungen. Da verliert man so viel, was einem lieb war.

Das Fräulein Hildegard, im Salzburger Land gestrandet, sucht nach Erfüllung im Beruf – arbeitet als Zahnarzthelferin, dann in verschiedenen Fabriken. Das ist kein Honiglecken. Das ist nicht der paradiesische Planet. Hochintelligent ist das Mädchen, aber es geht nicht um die Karriere, es geht ums Überleben. Die Schwester Anni muss sich um die Eltern, die Mutter vor allem kümmern, die Hildegard besiedelt ihren eigenen Planeten. Heiratet, bekommt eine Tochter, die so heißt wie eine sonnendurchflutete Urlaubsinsel – Elba; aber im Leben der Mutter, der Hildegard, in ihrem Universum, haben sich schon längst und immer wieder die Wolken breit gemacht, das Dunkle, das Ungewöhnliche, das Unheimliche, das Fremde. Auf diesem Planeten stehen Krankenhäuser, und die Aufenthalte dort sind ein trauriges Kapitel. Manchmal ist es leichter, verloren gegangene

Sprachen zu entziffern, als die Worte der Menschen, die wir lieben, zu verstehen.

Die Ehe hat auch keine Ewigkeit lang gehalten, zu kompliziert und anstrengend ist dieses Leben verlaufen. Aber der einstens geliebte Mann lässt die einstens geliebte Frau nicht fallen, installiert zum Beispiel eigenhändig die Ölheizung im neuen Zuhause, als Frau Hildegard Reiter nach Golling übersiedelt. Der Gollinger Hildegard-Planet – ist das endlich ein Planet des Glücks? Einen verständnisvollen Hausarzt gibt es, selbst gewählte Einsamkeit, Heimhilfen, Hilflosigkeit, Befremdliches, immer mehr Schatten an den Wänden. Aber auch eine Eckbank gibt es, einen umgefärbten, immer noch wärmenden Hochzeitsmantel, Fotos von den geliebten Enkelkindern, Urlaubskarten, ein Radio. Früher, in den siebziger Jahren, hatte die Tochter Samstagabend um Samstagabend Grüße durch den Äther geschickt – „Tanzmusik auf Bestellung" – und die Mutter daheim, vor dem Radioapparat, hat sie gehört und war, das kann gar nicht anders gewesen sein, selig dabei. „Ich grüße meine Mutter, Hildegard Reiter …" Und dann irgendein Lied, eine Schnulze oder ein wunderbarer Song. Liebesgrüße von Planet zu Planet.

Auf der Eckbank, während das Radio läuft – und Hildegard Reiter strickt und strickt, Socken, Fäustlinge, Hauben. Der Socken-Planet, warm, kuschelig, auch eine Heimat. Was für eine Heimat! Und dazu brennen Kerzen, und eine Zigarette dazwischen. Auch Hüte hat sie gemacht. Wer kann heute noch Hüte machen? Als die Tochter Elba in der Modebranche tätig ist, hilft die Mutter bei mancher Modenschau mit, gerne und stolz, hängt Kleider auf die Kleiderstangen, klebt Etiketten und tut, was es sonst noch zu tun gibt.

Es gibt Menschen, die zu gut sind für diese Welt, für diesen Planeten, von dem wir glauben, dass er „unser" Planet ist. Irgendwann kann sich Frau Hildegard Reiter keine Fernsehnachrichten mehr anschauen, weil ihr die Menschen leid tun, und weil sie – die als Kind ein unfassbares Schicksal erlitten hat – die unfassbaren Schicksale der anderen nicht mehr ertragen kann. Und wenn eine Katze eine Maus angeknabbert hat, dann will sie, die heilige, selige, unschuldige Hildegard die Maus gesund pflegen.
Irgendwann gibt es keinen Unterschied mehr zwischen den Träumen und den Realitäten. Der Hildegard-Reiter-Planet ist immer öfter für Besucher geschlossen oder schwer, sehr schwer erreichbar. Eckbank, Hochzeitsmantel, Kerzen, Fotos, Urlaubskarten, Radio. „Lache wie der Sonnenschein jedem in das Herz hinein; so, dass man selber mitlachen muss, dann gibt es nie mehr Verdruss."

Das hat sie selber geschrieben. Das ist ihre Botschaft, ihr Wunsch für den Lorenz, die Alina, den Daniel. Aber wenn man anklopft und eintritt in ihre Welt, schrickt man nicht selten zurück, bei aller Liebe, wegen dieser Liebe, und es drückt einem das Herz ab. Wie oft hat es der Tochter, an der Türe der Mutter stehend, das Herz abgedrückt!? Vielleicht ist Hildegard Reiter in manchen Momenten glücklicher, als wir es uns vorstellen können. Vielleicht lacht sie „wie der Sonnenschein“ ins eigene Herz hinein, gegen jeden Verdruss, und die, die mitlachen, sind ihre Schattenbegleiter.

Leben ist ja Energie. Das Leben der Hildegard Wagner / Reiter war voller Energie, voller Emotionen; auch Angst und Verzweiflung sind Energien, die sich, wenn der Grund für die Angst, wenn der Anlass für die Verzweiflung wegfallen, wieder in pure Lebensenergie zurück verwandeln. Man hätte ihr ein leichteres Leben gewünscht. Wir von unseren nicht ganz so komplizierten Planeten aus hätten ihr, dem blonden Engelchen aus Batschka Pálanka, der aus der Heimat vertriebenen jungen Frau, der rastlos, ruhelos gebliebenen Frau Hildegard Reiter ein leichteres Leben gewünscht.

Im Café im Schatzdurchhaus darf man ja auch nicht mehr rauchen; da ist sie früher gerne gesessen, allein mit sich, in ihrer Welt, hat einen Kaffee getrunken und ihre Zigarette geraucht. Mit dieser Sehnsucht im Herzen, nach irgendwo, irgendwas. Eigentlich immer noch vertrieben, immer noch auf der Flucht, und nie wirklich angekommen.

Die letzten Monate waren – man kann das so sagen – entspannte Monate. Im Seniorenheim an der Aignerstraße hat sich Frau Hildegard Reiter wohl gefühlt. Warme Bäder, Obst und viel Kuchen, Zigaretten, richtig dosierte Medikamente, ein bisschen Radio, Pflegerinnen, die mit ihr den einen oder anderen Satz auf Serbokroatisch geredet haben. Die Sprache aus der verlorenen Heimat war auf einmal wieder da, als wäre sie nie weg gewesen.

Eine letzte Zigarette am Samstag um Viertel nach zwei in der Früh, dann schlafen gelegt und am Morgen, als grad der Sonnenschein zu lachen begonnen hatte, nicht mehr aufgewacht. Nie mehr der Sonnenschein, nie mehr Verdruss. Ein Stern ist verloschen. Die dunklen Schatten haben sich in helles Licht aufgelöst, einfach so. Auf dem Totenbett hat sie wunderschön ausgesehen, das glatte Gesicht, der tiefe Frieden, ganz sie selber, eine schöne Frau, die Prinzessin vom Hildegard-Reiter-Planeten.

„Du verstehst“, sagt der Kleine Prinz ganz am Schluss, „ich kann diesen Leib da nicht mitnehmen. Er ist zu schwer. Aber er wird daliegen wie eine alte verlassene Hülle. Man soll nicht traurig sein um solche alten Hüllen.“

Der Hildegard-Reiter-Planet hat die Umlaufbahn verlassen und befindet sich in selig schaukelndem Rhythmus auf dem Weg in die Heimat, wo auch immer die sein mag. Gute Reise, guten, leichten Flug, und endlich die ersehnte sanfte Landung.

Daheim.

## *Denn mein Garten ist mein Herz*

Liebe gnädige Frau.
Ich hab Sie persönlich nicht gekannt, aber ich durfte Sie kennenlernen in den Erzählungen Ihrer Lieben, Ihres Mannes Fritz vor allem. Eigentlich hat er mir nicht erzählt von Ihnen – er hat geschwärmt! „Sie war eine schöne Erscheinung, bis ins hohe Alter", hat er gesagt, ein Satz, der mich sehr berührt hat. Und dann noch, voller Respekt und Liebe: „Sie war ein universelles Mäderl für Haushalt, Kinder, Geschäft. Auf die Mutti hat man sich immer verlassen können!"

Dann, bei meinem kleinen Besuch drüben in Elsbethen, hat mich Ihr Mann, der Vati, auf den Balkon geführt und mir den Garten, Ihren Garten gezeigt. Gärten im Winter, noch dazu schneebedeckte, verraten nicht viel von der Frühlingspracht. Und trotzdem: man ahnt, wie beseelt ein Garten sein wird in der Blütezeit.
„Die Blumen des Frühlings sind die Träume des Winters", schreibt der persische Poet Khalil Gibran. Unter dem Schnee, in Ihrem Garten, träumen bereits die Gladiolen, die Tulpen, die Rosen vom Frühling, dem Sommer und dem Herbst.

„Wer mich ganz kennenlernen will, muss meinen Garten kennen", hat der Weltenbummler und Landschaftsarchitekt Hermann von Pückler formuliert, „denn mein Garten ist mein Herz!"

In Ihrem Garten war und ist immer noch viel von Ihrem Herzen zu spüren. Da schlägt noch Ihr Herz und wird noch lange schlagen. Den Garten haben Sie gepflegt und betreut mit zärtlicher Hand und mit gutem Gespür für alles, was wächst und wachsen könnte.
Dass Sie mit den Pflanzen, den Bäumen, den Blumen gesprochen haben, hat mir Ihr Mann erzählt. Was, das bleibt Ihr Geheimnis, aber es muss geholfen, muss gewirkt haben: die Tulpen, die Rosen, die Gladiolen sind herangewachsen, nach Ihrem Plan, und die Bäume und Sträucher haben Birnen, Äpfel, Nüsse getragen zur rechten Zeit, zu Ihrer, zu aller Freude. „Blumen sind die Liebesgedanken der Natur". Und „Bäume sind Gedichte, die die Erde in den Himmel schreibt", heißt es. Bei Ihnen waren Bäume wie Blumen in den besten Händen.

Dass Sie am gleichen Kalendertag wie Wolfgang Amadeus Mozart das Licht dieser Welt erblickt haben, durfte ich erfahren: am 27. Jänner 1921 in Neumarkt. Dass Ihr Vater, als Sie noch ein Kind waren, gestorben ist, und Ihre Mutter, geborene Stasny, neben Ihnen noch drei weiteren Kindern das Leben geschenkt hat: der Betty, dem Ferdinand und dem Karl. Stasny, Dantendorfer – wohl klingende Namen später dann in Salzburg.

Wie er, der Fritz, Sie, die Mitzi, kennengelernt hat, hat er mir auch erzählt. Sie haben, nach dem Krieg, als Ihr Bruder Karl im Stockhammer-Durchhaus, zwischen Universitätsplatz und Getreidegasse, das erste Dantendorfer Sport- und Modegeschäft aufgebaut hat, in einem ehemaligen Kartoffelkeller dazumal, mitgeholfen, mitgearbeitet. Sie haben ja in einem Textilgeschäft Ihr Handwerk gelernt.

Eines Tages hat also ein junger Mann namens Fritz das Dantendorfer-Geschäft betreten, Sie haben ihn bedient, haben ihm den Kragen und den Bund abgemessen für ein Hemd. Das Hemd hat gepasst, und er hat sich in diese hübsche blonde Verkäuferin, in Sie verliebt. Er hat einmal auch für seinen Vater eine Wollweste und für sich selber ein Paar Schuhe gekauft. Sie, die hübsche, blonde Verkäuferin, sind ihm nicht mehr aus dem Kopf gegangen.

Der Fritz ist in Kremsmünster geboren, im Stift noch dazu, wo seine Eltern die Trafik führten; der Vater seit dem Ersten Weltkrieg blind, mit totgeschossenen Augenhöhlen und trotzdem ein starker Mann, immer ein Vorbild für den Fritz. Der Fritz ist mit zehn Jahren nach Salzburg gekommen, hat in Schülerheimen gewohnt, die Gewerbeschule besucht, mit 18 in den Krieg ziehen müssen. Ist unversehrt geblieben, Gott sei Dank. Dann diese erste Begegnung im Dantendorfer-Geschäft. Den Karl, Ihren Bruder, hat er schon gekannt, jedenfalls hat er ihn sehr bewundert, weil er

„aus nichts“ dieses Geschäft aufgebaut hat. Da sind also Sie, die blonde, hübsche Verkäuferin, in seine Lebensbahn getreten.
„Getreten“ stimmt irgendwie. Die nächste Begegnung nach dem flüchtigen Kennenlernen hat an einer Grenzstation stattgefunden, von Salzburg Richtung Bad Reichenhall. Sie sind mit dem Fahrrad dahergestrampelt, und er, der Fritz, hat sein Prachtstück, den zweisitzigen Ford-Eifel-Sportwagen, zum Grenzbalken chauffiert, dunkelgrün, hellgrün lackiert, ein Automobil der allerersten Güte damals.
„Da hat’s gefunkt“, hat Ihr Mann mir erzählt, und dass Sie gerne vom Fahrrad ins Cabrio umgestiegen sind.

Das wären schon genug Begegnungen und Umstände für eine lange, lange Liebe. Aber da hat es auch noch ein vierbeiniges „Bindeglied“ gegeben, einen Schäferhund namens „Bärli“. Sie, die Mitzi, Maria Dantendorfer, haben den Hund von einer Freundin bekommen. Der Fritz hat sich mit Hunden ausgekannt, mit den Blindenhunden seines Vaters hat er sich immer gut verstanden. Kurzum: Auch der „Bärli“, Ihr „Bärli“, hat ihn sofort akzeptiert. Jetzt stand einem gemeinsamen Glück nichts mehr im Wege.

Dass Sie eine beliebte und begehrte Tänzerin gewesen sind, hat er mir erzählt, er hingegen nur ein bescheidener „Ellipsenwalzer“-Tänzer, ohne großes

Talent für die runden, graziösen Drehungen. Aber das war alles einerlei. 1951 haben Sie geheiratet, in Salzburg, am Standesamt, aus dem Dantendorfer-Mädchen ist eine Windischbauer-Frau geworden, das Hochzeitsmahl haben Sie in Bad Ischl eingenommen. Und dann sind Sie nach Vöcklabruck gefahren, zu den Eltern vom Fritz … haben ihnen gebeichtet, dass Sie grad geheiratet haben. Die beiden haben sich gefreut. 2011 wäre die Diamantene Hochzeit zu feiern gewesen.

Der Fritz und Sie. Und Sie immer an seiner Seite. Als der Fritz, der in Elektrotechnik maturiert hat und in so vielen Dingen so begabt war und ist, in den Aufbaujahren eine Kantine im Freisaal übernommen hat, einfach um eine Existenzgrundlage zu schaffen, haben Sie in der Kantine tüchtig mitgearbeitet.
Salzburg, Linz, Vöcklabruck – überall, wo er sein Geld verdient hat, haben auch Sie mitgeholfen und sich gleichzeitig um den Haushalt und die Familie gekümmert. In Vöcklabruck, in der Trafik, von 7 Uhr früh bis 7 Uhr abends. Samt Mittagessenkochen dazwischen.
Wenn sich im Sommer nach Geschäftsschluss noch ein kleiner Abstecher an den Attersee und ein Sprung ins kühle Nass ausgegangen ist, waren Sie selig.

Wie betrübt Sie gewesen sind, hat mir Ihr Mann erzählt, damals, im Jahr nach der Hochzeit, betrübt und verzweifelt, als das erste Kind tot zur Welt kam.

Und wie glücklich, als die Mädchen geboren wurden: die Ursula und die Gudrun.
Drüben in Elsbethen, an der Mühlbachstraße, als der Fritz diesen Grund erwerben und das Häuschen bauen konnte, waren Sie auch immer an seiner Seite. Und dass da ein heimeliger, alles überstrahlender Garten entstehen würde, war schon bald sonnenklar. Wozu braucht man die weite Welt, wenn man seine eigenen Pflanzen bei sich und um sich haben kann.

Antoine de Saint-Exupéry, der Schöpfer des wunderbaren Buches „Der kleine Prinz“, hat geschrieben: „In der Enge unseres heimatlichen Gartens kann es mehr Verborgenes geben als hinter der Chinesischen Mauer!“

Einmal, mitten in den Hausbau- und Umgrabungstagen Anfang der sechziger Jahre, als der künftige Garten mit Bauschutt vollgeräumt war, hat der Fritz, hat er mir erzählt, spontan beschlossen: Schluss! Der Bauschutt soll ruhig liegen bleiben – wir fahren ans Meer! Dann sind Sie zu viert im Kastenwagen runter an die Adria gekurvt und haben das Meer, den Sand, das Nichtstun genossen.
Die Gudrun, Ihre Gudrun, war damals ein kleiner süßer Blondschopf, und als sie am Strand, weil sie so süß war, von irgendwem ein Zuckerl bekam, hat sie gleich die zweite Hand aufgehalten – um ein Zuckerl für die Schwester. Familienidylle am Meer. Aber auch

Spanien, Griechenland, mit den Ihren, später dann, war wunderschön.

Vom Balkon Ihres Hauses aus sieht man nicht bis zum Meer. Man sieht den Untersberg, den Hohen Göll, den Watzmann. Und ich kann mir, nach den liebevollen Erzählungen Ihres Mannes, sehr gut vorstellen, wie Sie bei jedem Wetter den Garten durchquert haben, an vertrockneten Blättern zupfend, Ästchen nachschneidend, mit den Pflanzen, den Blumen, den Bäumen plaudernd.

Die Katzen, die aus der Nachbarschaft in Ihr Paradies gekommen sind, fütternd und streichelnd; genauestens die Vögel beobachtend, Meisen, Grünlinge, Spatzen, das Vogelfutter in den Häuschen nachfüllend und, wenn nötig, eine kleine Amsel vor einer sich anpirschenden gnadenlosen Elster rettend. Beschützerin der Amselkinder.

Dass Ihnen das Kartenspielen Freude gemacht hat, dieses entspannende Rommé, hat mir Ihr Mann erzählt, am liebsten draußen auf dem Balkon mit dem Haimerl Peppi, dem Cousin, oder der Frau Frey. Und dem Fritz, dem Vati natürlich.

Als es Ihnen nicht mehr so gut gegangen ist, nach Darminfektion und Oberschenkelhalsbruch, Schmerzen noch und noch, als das Gehen und vor allem das Stiegensteigen unmöglich wurden, haben die Ihren, der Fritz vor allem, das Haus behindertengerecht gemacht, mit eigenem Treppenlift hinauf in Ihr Reich.

Dass die Ärzte zu Ihnen, auch während der Krankheit, bewundernd und vielversprechend gesagt haben: „So wie Sie ausschauen!“, hat mir Ihr Mann erzählt, und dass Sie Operationen und Krankenhausaufenthalte, Injektionen und Infusionen geduldig ertragen haben.

Dass Sie sehr auf Ihr Äußeres geachtet haben, auf die Kleidung, die Frisur, dass Sie eine Lady waren, eine Schönheit auch im hohen Alter, hat der Fritz gesagt. Dass das Ende, der Tod letztendlich für Sie eine Erlösung gewesen sei, das hat er auch gesagt. „Es geht eine Seele auf Reisen, eine gute und treue sie war“. So steht es in der Erinnerungsanzeige.

Ich hab Sie nicht persönlich gekannt, liebe gnädige Frau, ich kenne Sie nur aus den schwärmerischen Berichten Ihres Mannes. In Ihrem Garten in Elsbethen schlafen Ihre künftigen Blumen, die Tulpen, die Rosen, die Gladiolen. Sie werden das ganze Jahr über von Ihnen erzählen.

## *Vom Schmetterling an der Schlafzimmertür*

Vor ein paar Wochen, schon im Herbst dieses Jahres, als der Heinz noch daheim in Aigen wohnte, flog ein Schmetterling zum offenen Fenster herein und ließ sich am Türstock zur Küche nieder. Klappte die Flügel zu, wie man ein Buch zuklappt, als wolle er hier bleiben für lange. Die Brigitte, die Frau vom Heinz, wollte den Schmetterling, ein Tagpfauenauge, sanft wieder in die Freiheit entlassen.

Aber der Heinz meinte: „Lass ihn, der will bei uns überwintern!"

Bald darauf kam Heinz Nöbauer ins Krankenhaus und nicht mehr nach Hause zurück. Heute vor sechs Tagen breitete der Schmetterling, der bis dahin regungslos am Türstock zur Küche verharrt hatte, plötzlich die Flügel aus und flatterte durchs Vorzimmer zur Schlafzimmertür, zur Tür vom Heinz, landete auf der Tür und ist dort geblieben. Er wird wohl, mit zugeklappten Flügeln, hier überwintern. Nach dem Winterschlaf aber, wenn die Brigitte ihm nach seinem Erwachen das Fenster öffnet, wird der Schmetterling hinausfliegen in ein neues Jahr, einen neuen Frühling, in ein neues Leben.

Auf „seine" Tür hat er sich gesetzt genau an dem Tag, an dem der Heinz, Heinz Nöbauer, Redakteur in Ruhe, im Landeskrankenhaus gestorben ist. Der

Heinz, ein aufgeklärter, immer realistisch denkender Mensch, würde vielleicht sagen: Zufall. Aber er würde sich freuen über den Zufall und über den Schmetterling.

Schmetterlinge sind ja Symbolwesen, für den großen Übergang, für die Verwandlung. Elisabeth Kübler-Ross, Philosophin und Wegbereiterin der Hospizidee, schreibt: „Der Tod ist ganz einfach das Heraustreten aus dem physischen Körper, und zwar in gleicher Weise, wie ein Schmetterling aus seinem Kokon heraustritt." Schmetterlinge, hat jemand gesagt, sind die Cousins und Cousinen der Engel. „Wenn wir den Körper ablegen, werden wir frei sein von Schmerzen, Angst und Kummer ... frei sein wie ein bunter, schöner Schmetterling!"

Dass der Heinz ganz genau am Geburtstag seiner Mutter, die er sehr gemocht hat, gestorben ist, ist auch so ein geheimnisvoller Zusammenhang, über den wir nicht mit unserem Kopf, sondern mit unserem Herzen nachdenken sollten. Und dass die Brigitte, seine Frau, in der Nacht vor seinem Tod geträumt hat, dass die Mutter dem Heinz, fünf oder sechs Jahre jung, grad noch mit Begeisterung Fußball spielend, zärtlich zugerufen hat: „Heinz, das Essen ist fertig!" und er so glücklich war in diesem Traum. Auch so ein rätselhaft-schönes Ereignis.

Im ersten Lied haben wir vom „green, green grass of home" gehört. Vom grünen Gras der Heimat. Von einem Mann, der Sehnsucht hat nach dieser Heimat

und nach den Eltern, Mama und Papa. Und vom Begrüßungsfest, von diesem Händeschütteln und Umarmen. Vielleicht ist ja der Himmel, wo auch immer er sich befinden mag, so ein „green, green grass of home".
Vielleicht gibt es, da drüben, irgendwo, dieses Begrüßungsfest, von dem Elvis Presley gesungen hat. Und der Heinz und die Eltern liegen gerade jetzt einander in den Armen, nach so langer Zeit endlich wieder. Und die Oma ist auch dabei. Lasst uns in diesen Bildern träumen, sie helfen gegen die Traurigkeit.

Mama und Papa.
Die Mutter, der Vater. Maria heißt die Mutter, Mimi ist der zärtliche Kosename; sie ist Bilanzbuchhalterin beim „Resmann". Franz Paul heißt der Vater, Franz Paul Nöbauer, und ist Kriminalinspektor. Man lebt in Morzg. Und dann gibt es noch – ganz wichtig! – die Rosa, die Großmutter. Das Licht der Welt erblickt der Heinz am 7. September 1941, in Salzburg. Kriegszeit, Zeit der Not, der Schicksalsschläge, der großen Unsicherheit. Der Vater muss an die Front; wird er zurückkehren? Gott sei Dank kehrt er zurück, unversehrt. Jetzt wird den Nöbauers auch noch ein Mädchen geboren, die Ingrid – die kleine Familie ist komplett.
Mama und Papa arbeiten schier rund um die Uhr, und die Oma, die Rosa, bietet den Kindern die Geborgenheit, die sie brauchen. Viel hat man nicht zum Leben, aber es reicht. Hungern muss keiner. Von

einem Kloster an der Hellbrunner Allee kann die Familie Nöbauer Speck und Eier beziehen. Das ist schon eine Menge, damals.
Manchmal kriegt die Mutter, Maria Nöbauer, die Mimi, Rechnungen von irgendwelchen Handwerksbetrieben zugeschickt. Rechnungen für Vogel-Nistkästen. Die hat der Bub bestellt, der Heinz, eigenständig, dass die Vögel keinen Hunger leiden müssen.

Die Natur ist seine Welt und wird seine Welt bleiben. Das Wäldchen in Morzg, nahe der Wohnung, liebt er sehr. Er beobachtet und lernt rasch, die Vögel an ihren Rufen zu unterscheiden, den Zaunkönig, die Drossel, den Gimpel. Die Blumen, Sträucher, Gewächse zu benennen, das ist ihm wichtig. Das kann er wie kein anderer seiner Schulfreunde. Viel später, in seinen letzten Lebensjahren, macht er aus dem Balkon der Aigner Wohnung ein kleines Vogelparadies, legt Körner und Nüsse aus, bis zuletzt. Wenn Schmetterlinge die Cousins und Cousinen der Engel sind, dann sind die Vögel die Schwestern und Brüder. Ganz nah dem Himmel und der Erde gleichzeitig.

Förster möchte er werden, der Heinz, damals, als Kind. Sein Lebenstraum. Journalist wird er. Förster ist ein viel gesünderer Beruf. Aber manchmal kann man sich das nicht aussuchen.

Heinz Nöbauer, der die Handelsakademie und die Handelsschule, die Abendmatura und ein halbes Jus-

Studium absolviert hat und ein paar Jahre bei der Pensionsversicherungsanstalt für Arbeiter tätig war, heuert mit 25 Jahren bei den „Salzburger Nachrichten" an, taucht ein in die Welt der schreibenden Zunft. Gedichte hat er früher schon geschrieben, wortgewandt ist er immer gewesen, Schreiben war neben der Beschäftigung mit der Natur die zweite Herzensangelegenheit. Geführt und angeregt vom „Sportkapazunder" Walter Kumhart wird aus dem Heinz ein Sportredakteur.

Wenn jemand behauptet, Sportjournalist wäre ein gesunder, familienfreundlicher Beruf, dann hat der keine Ahnung vom Leben. Sportjournalist sein heißt vor allem: immer auf Achse, von einem Ereignis zum anderen wechseln, Tennis am Nachmittag, Eishockey am Abend. Boxen in der Nacht. Und sofort darüber berichten. Journalismus, besonders Sportjournalismus ist immer ein Kampf gegen die Uhr. Dauerstress. Du kommst von einem Match in die Redaktion, und die aus der Setzerei warten schon ungeduldig auf deinen Bericht.
Gesund ist das nicht. Es gibt kaum einen Beruf, in dem es mehr Raucher, mehr Trinker, mehr Singles, mehr kinderlos bleibende Menschen gibt. Manch einen bringt der Stress um. Das sind Tatsachen.

Der Heinz, und das bestätigen alle Kollegen von früher, war einer der Verlässlichsten. Keiner, der sich in den Vordergrund gedrängt hat, keiner, der damit geprahlt hat, wen er nicht alles kennt (und er hat viele der wichtigen Sportler damals gut gekannt). Er hat einfach gearbeitet. Verlässlich, das ist das Wort für ihn. Es gibt, wie überhaupt im Leben, auch im Sportjournalismus Stars, und es gibt die verlässlichen Arbeiter. So einer war der Heinz. Wenn man von ihm was gebraucht hat, dann war er immer für einen da. Wenn er für jemanden einspringen sollte, weil der keine Zeit oder keine Lust hatte, zum Tennis, zum Fechten, zur Leichtathletik zu gehen und zu berichten, dann hat es der Heinz gemacht. Hat kurz gemurrt, aber dann hat er es gemacht.

Fußball hat ihn am wenigsten gereizt … am Sonntag zu irgendeinem Bezirksliga-Spiel zu gehen und dann ein paar Zeilen in die Maschine zu tippen. Aber er hat es gemacht. Tennis war schon eher sein Metier, und jemand wie Judith Wiesner, die erste Salzburger Weltklasse-Spielerin, hat ihn fasziniert, begeistert. Da hat er bei jedem Schlag mitgefiebert, da war er Fan und Reporter zugleich.

Judith Wiesner hat mir heute früh ein kleines Mail geschickt: „Der Heinz war ein total begeisterter Tennisjournalist“, schreibt sie, „das war ja in meiner Jugend-, bzw. Anfangszeit, das hat mir natürlich enorm geholfen, dass er immer sehr ausführlich und enthusiastisch berichtet hat. Als junger Sportler, der von Journalismus nicht so viel Ahnung hat, nimmt man das gerne entgegen. Dafür möchte ich dem Heinz einfach nur noch einmal ‚Dankeschön' sagen."

Skifahren hat ihn interessiert. Boxen war auch seine Sache. Bei der Boxunion Salzburg war der Heinz eine Zeit lang Obmann. Heute gibt es in seiner Wohnung noch bündelweise Teilnehmer- und Ergebnislisten von irgendwelchen Box-Turnieren im Jahre Schnee. Eishockey hat er geliebt.
Heinz Nöbauer, das sagt jeder, den man fragt, war ein wandelndes Sport-Lexikon. Nicht nur Sport-Lexikon. Er hat ein Elefantengedächtnis gehabt. Hat so viel gewusst über so viele Dinge, über den Sport, die Natur! Lesen war eine seiner Leidenschaften: Kulturgeschichte, von der Antike bis zur Gegenwart. Der Heinz wäre bei jeder „Millionenshow" sehr weit gekommen. Weiter als jeder hauptberufliche Sportjournalist. Wenn man ihn gefragt hätte, worin unterscheidet sich der Ruf der Amsel von dem der Meise – dann hätte er gelächelt und die Rufe fehlerfrei vorgesungen. Aber so was fragt man ja nicht heutzutage.

Vielleicht hat der Heinz den falschen Beruf gehabt. Das richtige Herz, aber den falschen Beruf.

Obwohl: erfolgreich war er ja in seinem Beruf, bei den „Salzburger Nachrichten", der „SkiWelt/TennisWelt", sieben Jahre lang in Ried im Innkreis; als Werbeleiter der Skifabrik Blizzard, bei der redaktionellen Gestaltung der Salzburger Sportfibel, beim

„Salzburger Tagblatt“ vor allem, bis zur Einstellung der Zeitung 1991. Und bei etlichen anderen Journalisten-Jobs. Seine Reportagen und Kommentare, sagen die, die ihn kannten, hatten immer Hand und Fuß. Herz und Seele.

Vielleicht haben andere mehr Dampf gemacht, sich mehr ins Rampenlicht gespielt. Aber wenn man über einen Menschen sagen kann: er war ein feiner Kerl, jeder hat ihn gemocht, von ihm sind so positive Schwingungen ausgegangen – dann ist das viel. Dann ist das mehr als Lorbeer und ein Erfolgspokal. Und wie viele Sportjournalisten gibt es, die Blumenaquarelle gemalt haben, so hübsche noch dazu wie Heinz Nöbauer? Stimmt schon: das ist nicht wichtig für den Sport, aber es ist wichtig fürs Leben.

Lasst uns über die Liebe reden. Schön, dass es in einem einzigen Leben Zeit und Raum gibt für mehrere große Lieben. Für eine erste, eine zweite, eine große letzte Liebe. Für die Liebe zu seinem Kind.

Die erste große Liebe – das war die zur Edith. Beim Friesacher in Anif haben sich die beiden kennen gelernt, beim Tanzen. Der Heinz war ein sehr guter Boogie-Woogie-Tänzer. 1968 haben die beiden geheiratet. 1969 – das wird für alle Ewigkeit das Jahr der Liebe bleiben, Woodstock, Flower Power, die Welt so offen und frei wie nie zuvor und nie mehr danach – 1969 kommt das Kind dieser Liebe, die Petra zur

Welt. Den Papa liebt sie innig, und dass er groß und schlank und fesch war, blaue Augen, ein Papa mit Stil, Niveau, ein Sir, das sagt sie auch heute noch gerne über ihn. Seine Enkel, später dann, hat er sehr gemocht, Olivia, Lorenz. Schade, dass die Kräfte viel zu früh verbraucht waren.

Elvis Presley hat gesungen: „Maybe I didn't love you quite as good as I should have". Das Grübeln eines Mannes, ob er seine Liebe so zeigen konnte, wie er sie gefühlt hat. Manchmal fehlt die Zeit, grad bei so einem Beruf. Die Liebe kommt, die Liebe geht. Das sind Naturgesetze. Wichtig ist nur, dass die Erinnerungen bleiben, die an die schönen Zeiten. „You were allways on my mind!" – Rainer Maria Rilke, der große Dichter, hat geschrieben: „Wenn du an mich denkst, erinnere dich an die Stunde, in welcher du mich am liebsten hattest!"

Eine zweite Liebe, die zur Sylvia. In der Brunnhausgasse im Nonntal haben sie gewohnt. – In die Brunnhausgasse, ins gleiche Haus, zieht irgendwann die Brigitte ein. Auch sie hat schon die erste Liebe, die erste Ehe hinter sich, und sie hat – Kinder sind das Glück dieser Welt – einen Buben, den Martin.

Die Liebe geht, die Liebe kommt. Irgendwann einmal lädt der Heinz die Nachbarin Brigitte zu einem selbstgekochten Essen ein. Kocht sie ein. Mit Rindsrouladen. Verliebt sich in sie. Und sie in ihn. Die Brigitte ist

beeindruckt – nicht nur von seinen Kochkünsten, sondern auch von seinem enormen Wissen, von der Zuneigung, mit der er alles macht, was er macht.
Auch von seiner Zivilcourage. Dass er sich kein Blatt vor den Mund nimmt. Einmal zum Beispiel, beim Wandern, stellt er eine Frau zur Rede, die so viele Trollblumen gepflückt hat, dass sie diese kaum mit zwei Armen umfassen kann. „Sie wissen schon, dass die unter Naturschutz stehen!", sagt der Heinz mit gehörigem Nachdruck. Es ist ihm nicht egal, was passiert in der Welt. Die Natur ist ihm wichtig. Was für ein wunderbarer Förster wäre er geworden! Der Heinz und die Brigitte haben vor 23 Jahren geheiratet. Den Martin hat er auch gern gehabt.
Was dem Heinz, Heinz Gerhard Nöbauer, Freude bereitet hat: Kochen – ein Feinschmecker ist er gewesen, die Strukturen des Fleisches beim Einkauf in der Metzgerei haben ihn vielleicht noch mehr interessiert als die Pirouetten der Kunstläufer auf dem Eis. In Gewürzfragen war er ein absoluter Fachmann.
Was er gemacht hat, hat er mit Liebe gemacht. Tennis gespielt hat er, früher einmal, auch Gitarre. Briefmarken gesammelt. Alte Bauernmöbel gekauft. Aber das ist alles lange her. Im Café ist er gern gesessen, in den Jahren nach der aktiven Zeit, im Café Klug, im „Gugelhupf". Hat Zeitungen gelesen und sich Gedanken gemacht über den Verfall der Journalistensprache …

Sein Feigenbäumchen ist ihm wichtig gewesen. Ein kleines Gewächs im Topf, das er gepflegt und gehätschelt hat. Jedes neue Blatt hat ihn glücklich gemacht. Jetzt treibt das Bäumchen grad wieder aus.

Wenn jemand sagt: das Leben ist einfach, dann kennt er das Leben nicht. Die letzten Jahre waren hart, sehr hart, für den Heinz, noch mehr für die Brigitte. So lange es ihm möglich war, ist er ins Café gegangen oder von der Brigitte ins Café gefahren worden. Die Brigitte hatte für ihn schon ein Pflegebett in der Wohnung in Aigen bereit, vor kurzem, als der Schmetterling noch am Türstock zur Küche saß.

Unangepasst war er, in seiner eigenen Welt daheim, sagt die Petra, die Tochter; unangepasst und trotzdem dezent, liebenswürdig. Sensibel, ernsthaft, verwundbar, manchmal sarkastisch, aber er hat über niemanden schlecht geredet.

Vielleicht war er ein Einzelgänger. Aber Einzelgänger sind wichtig in dieser Welt. Menschen, die nicht mit der Herde laufen. Die im Hintergrund bleiben, die die Blumen und Sträucher am Wegesrand benennen, die Sterne am Himmel unterscheiden können, die Gesänge der Vögel. Zu denen die Schmetterlinge kommen, ganz am Schluss und bleiben, als wären sie im Paradies gelandet.

## *Von unserer Putzfrau und der gottischen Liebe*

Frau Langhammer,

gestern vor einer Woche waren Sie noch bei uns. Wir, meine Frau und ich, sind – wie immer – extra eine Stunde früher aufgestanden, dass wir Ihnen keine Schande machen mit unserer Wohnung, dass alles soweit in Ordnung ist, dass Sie mit Ihrer Geduld und Ihrer Kunst alles verschönern, veredeln und auf Glanz bringen konnten. Sie waren keine Perle, sie waren ein Juwel.
Sie haben uns, gestern vor einer Woche, ein paar Stücke Linzertorte mitgebracht, einfach so, um uns eine Freude zu machen, wie Sie uns manchmal, einfach so, in einer Tupperwaredose gefüllte Paprika oder Krautrouladen mitgebracht haben, selbst gemacht, einfach so.

Und dann haben Sie uns, letzten Donnerstag, keine acht Tage ist das her, zwei ganz neue Fotos von Ihrer Enkeltochter gezeigt, der Anna Isabel, voller Stolz. „Jetzt hat sie schon mehr als sechs Kilo!", haben Sie gesagt. In der letzten Zeit, kommt mir vor, waren Sie oft glücklich und zufrieden.
Wenn Sie zu uns gekommen und bevor wir gegangen sind, meine Frau Brigitte und ich, um Sie nicht in Ihrem Eifer und Ihrer Kunstfertigkeit zu stören, haben Sie immer den Radiosender gewechselt, haben

von unserem „Ö-Regional“ auf „Ö3“ oder „Antenne“ umgeschaltet.

Sie haben es mir einmal erklärt: Im Regionalprogramm werden so viele Lieder gespielt, die Ihr Mann, der Kurt, so gerne gehört hat. Und das hätte Sie sehr traurig gemacht. Sie haben gerne vom Kurt erzählt, immer mit einem Glänzen in Ihren Augen. Ich habe nicht oft eine Frau so von Ihrem Mann schwärmen gehört, wie Sie von Ihrem Mann, dem Kurt, Gott hab ihn selig, geschwärmt haben.
Sie müssen ihn, und er muss Sie sehr geliebt haben. „Gottisch geliebt“ haben Sie manchmal gesagt. Eigentlich heißt es ja: „abgöttisch“. Aber „gottisch“ ist viel schöner. Wir, meine Brigitte und ich, haben das Wort „gottisch“ in unseren Wortschatz übernommen. Wenn wir das Wort verwenden, Ihr Wort „gottisch“, wenn etwas sehr, sehr schön ist, dann sind unsere Gedanken bei Ihnen.
Einmal hab ich von einem befreundeten Musiker eine CD heimgebracht – serbisch-kroatisch-bosnisch-mazedonische Lieder. Sie waren grad bei uns zuhause, haben alles schön gemacht. Ich hab Ihnen die Lieder vorgespielt, und Sie haben mitgesungen und sich gefreut wie ein Kind. „Meine Heimat, meine Kindheit!“, haben Sie gesagt. Und mir ein paar Liederzeilen übersetzt. Geschichten von der Liebe und vom Abschiednehmen. Sie haben wunderschön gesungen.

Zehn Jahre lang haben wir uns gekannt; gekannt ist ein bisschen zu viel gesagt, zehn Jahre lang sind wir uns begegnet, zwischen Tür und Angel oft nur, aber es waren immer herzliche Begegnungen. Ich hab mich meistens bald verabschiedet oder mich in mein Arbeitszimmer zurückgezogen, und Sie haben sich mit meiner Brigitte auf eine Tasse Kaffee und eine Zigarette zusammengesetzt.

Nächsten Sonntag wären wir, meine Frau und ich, bei Ihnen zum Essen eingeladen gewesen. Ich glaube, es hätte Lammbraten gegeben. Ich hatte mir fest vorgenommen, Sie endlich zu fragen, ob ich eventuell, wenn Ihnen das recht wäre, Branka zu Ihnen sagen dürfte.

Sie haben mit uns Freud und Leid geteilt, Sie haben uns von Kummer, mehr, viel mehr aber vom Glück erzählt. Sie haben uns, wie Freunden, Ihre Fotos gezeigt: die Fotos von den Urlaubsreisen, von der Familie, von der Katharina vor allem, und jetzt von der Anna Isabel. Sie haben so würdevoll stolz sein können.

Ihr Lachen fehlt. Sogar Ihr Husten fehlt. Unsere Wohnung und die Wohnungen der anderen, die Sie liebevoll betreut haben, jahrelang, tragen Trauer.

Frau Langhammer, Branka
wir haben Sie gottisch gern gehabt!

## *Als Himmel und Hölle auf Erden zusammenkamen*

In Linz beginnt's. Das heißt: Begonnen hat alles damals, an jenem Tag, als sich zufällig ein junger Mann namens Josef und ein Mädchen namens Maria über den Weg liefen – und sich ineinander verliebten. Beide waren noch sehr jung, aber die Liebe fragt nicht nach dem Alter, nicht nach den Umständen. Die Liebe ist da, und wenn man Glück hat, bleibt sie ein Leben lang. Das ist „The Power of Love", die Kraft der Liebe, von der Jennifer Rush gesungen hat. „'Cause I'm your Lady / And you are my Man!" So einfach ist das. Und so schön.

Josef Himmelbauer und Maria Höllmüller. „Jetzt sind Himmel und Hölle auf Erden zusammengekommen", hat der Standesbeamte gemeint, damals. Die Früchte dieser Liebe: vier Kinder – die Maria (Mitzi), die Herta, der Peppi und, als Jüngster, als Nesthäkchen, der Helmuth. Am 19. Februar 1939 erblickt er in Linz das Licht der Welt, ein paar Monate vor Ausbruch des Zweiten Weltkrieges. Keine leichte Zeit, für niemanden. Da haben selbst Nesthäkchen keine Privilegien.

Da muss man auch als Kind kräftig zupacken. Wenn der Vater zum Beispiel Motorräder angekauft und hergerichtet hat und etwa eine Beiwagenmaschine von Linz ins Mühlviertel geschoben werden muss, auf der Schotterstraße über den steilen „Saurüssel" rüber.

Da kriegt auch ein Kind frühe Schwielen an den Händen und beginnt von der Ferne, von einem anderen Leben zu träumen. Noch dazu ein Abenteurer wie der kleine Heli Himmelbauer.

Keine Mutprobe ist ihm zu groß. Er springt von der Brücke in die Donau, lässt sich an Seilen von großen Schiffen durchs Wasser ziehen, ist überall dabei, wo es nicht ganz ungefährlich ist. Die Schwestern, die Mitzi vor allem, müssen das Brüderchen dann wieder suchen gehen, bangen Herzens, dass ihm hoffentlich nichts passiert ist. Dem Heli passiert nichts – und Angst scheint er keine zu kennen.
Ein starker Bursche ist er bald schon. Mit seinem besten Freund, dem Peter, geht er ins Judo-Training und zum Boxen, so richtig vereinsmäßig. Im Laufe seiner aktiven Karriere wird er immerhin in beiden Kampfsportarten Landes-, sogar Staatsmeister!
Auch im Fußball ist er ein Ass, spielt bei Union Schwarzweiß, beim LASK, bei den Betriebsmannschaften der VÖEST und später der Stiegl-Brauerei in Salzburg.

Berge von Urkunden, Medaillen, Pokalen sammeln sich in diversen Vitrinen und Kästen an. Aber so wichtig sind ihm diese Erinnerungsstücke auch wieder nicht. Wenn der Helmuth ein bisschen Geld nebenbei braucht, dann verkauft er auch schon mal den einen oder anderen Pokal. Das Siegen ist wichtig, der Wettkampf ist wichtig, nicht die Auszeichnung.

Auch die Selbsteinschätzung ist wichtig, das Aufhörenkönnen. Einmal, als Helmuth Himmelbauer während eines Boxkampfs erkennt, wie gefährlich ein wuchtiger Schlag mit seiner durchtrainierten Faust sein kann, hört er von einem Tag auf den anderen mit dem Boxen auf. Ernsthaft verletzen möchte er niemanden, auch nicht im Meisterschaftsfight. Das ist Größe, der Heli ist nicht eine Maschine, er ist, und darauf kommt es an: ein Mensch. Stark, willensstark, einsichtig, grundehrlich, gradheraus.

Zurück in seine Jugendtage, in die Zeit der Berufswahl, der Suche nach der richtigen Arbeit. Arbeit ist für Helmuth Himmelbauer kein Fremdwort. Er ist es gewohnt, alles anzupacken, und an Kraft und Ehrgeiz fehlt es ihm auch nicht. Maler und Anstreicher ist ein Beruf für Burschen wie ihn. Bei der Firma „Irausek" in Linz absolviert er die Lehre. Lehrjahre sind keine Herrenjahre, und als die Kollegen und Vorgesetzten den Lehrling Heli so richtig „karnifeln", warum auch immer, gibt ihm der Vater diesen einen Rat mit: „Da muaßt durch!"

Der Heli kniet sich in die Arbeit, beißt sich durch, klettert auf die höchsten Strommasten mit den 380-KV-Leitungen, streicht die Masten ohne zu murren bei jedem Wetter. Aber als ein Kollege vor seinen Augen bei dieser Arbeit in den Stromkreis gerät und tödlich verunglückt, wirft der Helmuth das Handtuch, kündigt auf der Stelle.

Feig ist er weiß Gott nicht und faul auch nicht, im Gegenteil. Er schuftet bei der VÖEST, trägt sich – Abenteurer, der er ist – mit dem Gedanken, zur Fremdenlegion zu gehen. Steht schon fast vor der Aufnahme in die Söldnertruppe.
Zum Glück, möchte man sagen, wird nichts draus. Damals, in den fünfziger, sechziger Jahren befindet sich Frankreich mit Algerien in einem heftigen Krieg, und viele Fremdenlegionäre, Abenteurer müssen darin ihr Leben lassen. Helmuth Himmelbauer geht zum Österreichischen Bundesheer, rückt in Linz-Ebelsberg ein, lässt sich zeitverpflichten und schließlich nach Salzburg versetzen, in die Kaserne Glasenbach.

Lasst uns über die Liebe reden. Am 28. April 1959 besucht ein hübsches Mädchen namens Brigitte mit einer Freundin gemeinsam das Glasenbacher Kino. Das ist die Zeit, als im Aiglhofkino ein Heinz-Rühmann-Film gezeigt wird, im „Mozart" einer mit Eddie Constantin und im Lifka „Traumstraßen der Welt". Im Kino Glasenbach spielt man am 28. April „In letzter Minute", ein Krimi, freigegeben ab 16 Jahren. Aber der Film ist gar nicht wichtig. Wichtig ist, was sich nach dem Film ereignet.
Auf ihrem Heimweg, am Salzachufer, trifft die Brigitte an diesem Abend, zufällig, einen jungen Mann namens Helmuth Himmelbauer, der ab sofort in ihrem Leben die absolute Hauptrolle spielen wird. Ein Mann, schöner als Marlon Brando oder Charlton

Heston, für sie jedenfalls, die Brigitte. Liebe auf den ersten Blick, „The Power of Love". Und dann meldet sich der Kerl drei Monate lang nicht, nach dieser ersten Begegnung. Eine Ewigkeit für eine 16-Jährige, die zum ersten Mal so richtig bis über beide Ohren verliebt ist. Rotz und Wasser heult man in solchen Momenten. Endlich die erlösende Postkarte: „Komme am Samstag und spreche mit deinen Eltern!"

Eigentlich ist sie ja noch Schülerin, draußen im „Annahof", aber das ist nicht wichtig in diesem Moment. Jetzt zählt die Liebe, sonst nichts. „'Cause I'm your lady and you are my man". Am 28. Mai 1960 wird geheiratet. Keine zwei Monate später – die Liebe hat ihre eigene Zeitrechnung – kommt das erste Geschenk dieser „Power of Love" zur Welt – die Christiane. Man wohnt draußen in Moos, Mayrbachweg, Brigittes Eltern leben ganz in der Nähe.
Genauso viele Kinder wie seine Eltern will auch der Helmuth – vier Stück, zwei Buben, zwei Dirndln. Nach dem ersten Dirndl erblickt wunschgemäß der erste Bub das Licht der Welt: der Michael, am 10. Mai 1964, an einem Sonntag, Muttertag noch dazu.
29 Quadratmeter hat die Wohnung draußen in Moos, auch später, als das ersehnte Kinderquartett tatsächlich vollzählig ist, wird man eine Zeit lang zu sechst auf diesen 29 Quadratmetern leben. Aber Platz ist in der kleinsten Hütte. Und den Himmel für die Seinen, wenn man schon Himmelbauer heißt, kann man auch in beengten Verhältnissen entstehen lassen.

Irgendwann einmal hat Helmuth Himmelbauer vom Bundesheer genug, rüstet ab, arbeitet für eine Schleifmittelfirma, dann bei einer, die Malerleim erzeugt. Sein großer Traum, damals: bei der Stiegl-Brauerei unterzukommen. Zwei Monate lang fährt er Tag für Tag mit dem Fahrrad von der Moosstraße nach Maxglan und wird in der Brauerei vorstellig. Die Brigitte begleitet ihn oft.

Zwei Monate lang lässt man ihn warten. Dann endlich der erlösende Tag. „Brigitte, wir haben's g'schafft!", sagt der Helmuth – und wird „seiner" Brauerei, seinen „Stieglern" 26 Jahre lang treu bleiben, 26 Jahre lang hier arbeiten. Die Arbeit ist weiß Gott nicht leicht, und auch nicht die gesündeste. Die großen Tanks auswaschen, mit Formaldehyd damals noch, selbst bei Minusgraden. Hart, fast wie am Anfang seiner Berufslaufbahn, auf den Strommasten bei jedem Wetter.

Der Heli ist ein harter Knochen, er beißt sich durch. Und in der Stiegl-Brauerei fühlt er sich wirklich wohl. 250 Schilling verdient er anfangs, in der Woche, und das Benzingeld fürs Moped dazu. Wenn viel Schnee auf der Moosstraße liegt, fährt er einfach, so gut es geht, in der Busspur. Zu spät kommt er nie, krank meldet er sich auch nicht. Ein gutes Vierteljahrhundert lang erledigt Helmuth Himmelbauer seine Arbeit, gewissenhaft, mit Geschick und mit Herz. Dann machen sich die schweren Belastungen in und an seinem Körper bemerkbar. Asthma, Bronchitis, die Lunge ist schwer in Mitleidenschaft gezogen. Mit 55 muss er krankheitshalber aufhören.

Mit der Brauerei, mit den „Stieglern" bleibt er in Verbindung. Über „seinen" Betrieb lässt er nichts kommen. Die Chefs wissen sehr wohl, was sie an ihm gehabt haben, und sie zeigen ihre Wertschätzung auch, helfen ihm unbürokratisch beim Übergang in den Ruhestand.

Noch einmal ein kleiner Zeitsprung zurück. Kurz nachdem Helmuth Himmelbauer bei der Stiegl-Brauerei seine ersehnte Arbeit gefunden hat, dreht sich auch das Familienkarussell ein Stückchen weiter. Es fehlen zum angestrebten Kinderquartett, nach dem Vorbild seiner Eltern, noch zwei. Am 29. Dezember 1969 kommt die Helga zur Welt. Ein Kinder-Trio wäre ja auch was Wunderschönes.
Aber eines Tages, fünf Jahre später, flüstert die Brigitte ganz sanft dem Helmuth zu: „Setz' di' nieder, i' muaß da was sag'n! Wir krieg'n no' was!" Am 4. Juni 1975 wird der Gerald geboren. Die Himmelbauers sind komplett. Auf engem Raum, aber das spielt keine Rolle. Wenn die beiden, der Helmuth und die Brigitte, in der richtigen Stimmung sind, wird sogar Rock'n'Roll getanzt, daheim. Immerhin war der Heli Mitglied im 1. Linzer Elvis-Presley-Club, ein toller Tänzer. Und die Musik von Bill Haley, Little Richard und Fats Domino mögen sie beide.

Langweilig ist es bei den Himmelbauers wahrlich nie. Was der Vater, der Helmuth, der auch ein großer Tierfreund ist, alles mit nach Hause bringt! Eine halbe Menagerie! Meerschweinchen, Zebrafinken, Hasen, Eichkatzerl, Maulbrüter fürs Aquarium, Bisamratten sogar; letztere nicht zum Spielen und Beobachten, eher des gefragten Felles wegen. Und alles, was da kreucht und fleucht, findet Platz in der Wohnung am Mayrbachweg in Moos. Sogar der Java-Affe „Chiquo“, den der Vater, der Heli, beim Kartenspielen gewonnen hat! – Jetzt ist es so: wenn es daheim bei den Himmelbauers *ein* Heiligtum gibt, für den Vater jedenfalls, dann ist das der Schwarzweißfernseher.

Das sind die Zeiten, in denen man den Wecker auf drei Uhr früh stellt, weil im Fernsehen Cassius Clay gegen Sonny Liston boxt, oder gegen Floyd Patterson. Boxkämpfe sind für einen Boxer wie den Helmuth Pflichttermine. Fernsehen ist überhaupt wichtig. Der Fernseher ist heilig. – Was macht der „Chiquo“, der Affe?
Klettert eines Tages auf das Gerät, verrichtet, droben hockend, sein Geschäft – worauf der Fernsehapparat mit einer Stichflamme reagiert und alles kaputt ist. Das Ende des Schwarzweißfernsehens bei der Familie Himmelbauer. Ab dem nächsten Tag läuft alles in Farbe. Dem „Chiquo“ sei Dank!
Hunde – die große Leidenschaft, der ganze Stolz vom Heli: Dobermänner samt ihren Jungen. „Astrid von der

Königseeache" zum Beispiel, die Stammmutter, und „Arlette von Schloss Auersberg", die als erster Hund in Salzburg die Spezial-Fährtenhundeprüfung besteht. Zum Abrichten wird meist die Mam, die Brigitte geschickt. Und die Vierbeiner heimsen, perfekt ausgebildet, Urkunden und Pokale ein. Ohne Hunde, ohne Tiere wäre das Leben der Familie Himmelbauer um etliches stiller und weniger bunt geworden.

Noch so eine Leidenschaft, seit ewigen Zeiten: Fischen! In der karg bemessenen Freizeit nichts wie raus in aller Herrgottsfrüh – an den Autobahnsee, den Salzachsee, den Leopoldskroner Weiher oder an den Siezenheimer Mühlbach. Wenn er ankündigt: „Um sieben fang i' an' Fisch!", dann fängt der Heli um sieben einen Fisch. Und wenn am Dienstag ausnahmsweise keiner beißt, dann spätestens am Mittwoch. Ganz ohne Fisch kommt er selten heim. Die Fischer-Jahreskarte bezieht er von der Peter-Pfenninger-Schenkung in Liefering, bis zuletzt. Auf der Web-Seite im Internet schreiben das Kuratorium und die Fischerinnung dieser Tage: „… wir sagen unserem lieben Fischerfreund am Siezenheimer Mühlbach ein letztes Petri-Dank für jahrzehntelange Treue, Engagement und herzliche Verbundenheit …"

Sammeln. Auch so eine Passion im Leben des Helmuth Himmelbauer. Tabakpfeifen, Taschenuhren, Krüge, Monchichi-Daumenlutscher-Äffchen (mehr als 500 hat die Brigitte zwischendurch einmal

gezählt), Porzellanpuppen, Münzen … Und dann das Krippenbasteln. Acht oder neun komplette Krippenhäuschen, Krippenlandschaften hat er angefertigt, mit großer Liebe für die kleinen Details …
Schwammerlsuchen – und finden! Ein begnadeter Schwammerlsucher ist er. Gaisberg, Untersberg, Filzmoos, seine Steinpilze spürt er überall auf, und daheim wird dann gemeinsam geputzt, geschnitten, getrocknet, kiloweise!
Manchmal kocht der Heli ja auch selber, und dann kommen jedesmal Pilze in die Suppe. Aber auch der Schweinsbraten gelingt ihm vorzüglich oder die Rindssuppe mit den selbstgemachten Nudeln. Früher, als die Kinder klein waren und wenn die Mam, die Brigitte, im Krankenbett lag, hat er auch schon für die Kleinen gekocht: Speckwurst mit heißer Milch. Nicht jedermanns Geschmack. Aber er hat sich redlich bemüht. Wie ihm die Familie immer sehr wichtig gewesen ist. Die Kinder, die Schwiegerkinder, die geliebten Enkel. Und er war ihnen wichtig und lieb. Die Brigitte, die Mam, sagt mit großer Dankbarkeit: „Mein größtes Hobby war der Helmuth!“

Das Herz hat er nicht unbedingt auf der Zunge getragen, und Gefühlezeigen war wahrscheinlich nicht seine ganz große Stärke. Das war halt der Heli. Aber die Seinen hat er nie im Stich gelassen. Von ihm hat man alles haben können. Wenn es etwas zu reparieren, streichen, herzurichten gab – der Heli, der Vater, war immer zur Stelle.

Was er *noch* war: ein Sparmeister, ein Gerechtigkeitsfanatiker, ein grader Michel, einer mit harter Schale und weichem Kern. Ein Spaßvogel, der herzhafte Gstanzl reimen konnte und der, augenzwinkernd, mit seinen Küchen-Französisch-Kenntnissen unterhalten hat: „I moa'scho'aa!" und vieles mehr. „Ich meine schon auch", und trotzdem: bestes Französisch! „I moa'scho'aa!"

Einer, der von einem Tag auf den anderen mit dem Rauchen aufhören konnte, von „viel zu viel" auf Null, allein durch seine Willenskraft. Einer, der nicht gejammert hat, der die Schmerzen der letzten Monate geduldig ertragen hat, ein Kämpfer, ein Abenteurer, mit dem Herzen eines Boxers. Seine Mutter ist dreißig Jahre älter geworden, mehr als hundert Jahre alt. Aber das kann man sich nicht aussuchen. In Wirklichkeit erleben manchmal zehn Menschen nicht so viel, wie der Heli, Helmuth Himmelbauer, allein erlebt hat. Vom Fischen im Donaudelta oder in Dänemark hat er manchmal geträumt. Aber der Siezenheimer Mühlbach war auch Fischerparadies genug.

Drei Tage war er nur im Krankenhaus, mehr hätte er nicht zugelassen. Das war nicht seine Art, nicht sein Leben. Die Familie konnte in Ruhe Abschied nehmen. Auch der Peter, der Freund aus den Jugendtagen, war noch einmal bei ihm. Helmuth Himmelbauer ist in Frieden eingeschlafen.
Er war unverwechselbar. Er war einfach der Heli.

## *Bei der Mama geht immer alles gut aus*

„Solveigs Lied“ aus der Peer-Gynt-Suite von Edvard Grieg haben wir eben gehört. Berührende Musik. Ich weiß nicht, ob Frau Erna Eichinger, die ihrem Kind, ihrer Karin, ihrem Mädi, so oft und so wunderbar abends, am Bett sitzend, Märchen und anderes Abenteuerliches und Schönes vorgetragen hat, ob sie also auch die Geschichte von Peer Gynt und der Solveig erzählt hat. Und wenn, dann hätte sie das vielleicht so zusammengefasst: Dieser Peer Gynt, musst du wissen, ist ein Tunichtgut, er hat Flausen im Kopf und erfindet Lügengeschichten. Er entführt die Braut eines anderen, wird seinem eigenen Mädchen untreu, obwohl sie auf ihn wartet. Trotz allem rettet das Mädchen, diese Solveig, ihm, dem Nichtsnutz, das Leben. So sind die Frauen, wir Frauen, hätte die Mutter vielleicht gesagt: selbstlos, gutmütig, und vor allem stark. Grad noch einmal gut ausgegangen die Geschichte.

Dass die Geschichten gut ausgehen, ist der Mutter immer wichtig gewesen, die Gute-Nacht-Geschichten für ihre Karin. Von Anfang an. Wenn die Märchen alle erzählt sind, dann erzählt sie auch andere Geschichten, mit Vorliebe Opernhandlungen. Oper liebt sie selbst über alle Maßen, Donizetti, Verdi, Puccini, und oft geht sie, Erna Eichinger, in die Oper ins Salzburger Landestheater, am liebsten mit ihrer Freundin, der Ina.

Die Karin, das Töchterlein, kennt sich bald sehr genau aus in der Welt der Oper. Auch wenn manches vielleicht nicht ganz so stimmen mag. Die Geschichten, die die Mutter erzählt, müssen ja gut ausgehen, damit ihr Mädchen ruhig schlafen kann. Carmen stürzt sich also nicht in Don Josés gezücktes Messer, Violetta stirbt nicht an der Schwindsucht. Die Butterfly muss nicht auf ihr Kind verzichten und aus dem Leben scheiden, und selbst dem Giovanni, dem Frauenverführer, bleibt der Abgang in die Hölle erspart.

Bei der Mama geht immer alles gut aus.
An den ersten echten Opernbesuch im Theater kann sich die Karin noch sehr gut erinnern. „Madame Butterfly". Anders als in der Gute-Nacht-Geschichte der Mama stirbt die Cho-Cho-San, der „Schmetterling", auf der Bühne. Aber die Mama, zärtliche Begleiterin in allen Lebenslagen, hat sofort den richtigen Trost bei der Hand, einen so einfachen wie zauberhaften. „Musst warten", flüstert sie dem traurigen Töchterlein ins Ohr, „wenn der Vorhang aufgeht, dann lebt sie wieder!"

Wenn der Vorhang aufgeht. Wenn er aufgehen würde. Aber wie soll diese Geschichte, hier, heute, gut ausgehen?! Bleibt da nicht einfach die Zeit stehen, wird da nicht die Erde aus ihrer Umlaufbahn geschleudert, wenn so ein Mensch den Planeten verlässt, versinkt da nicht der ganze Kosmos in einem Tränenmeer?

„Je schöner und voller die Erinnerung“, schreibt Dietrich Bonhoeffer, der begnadete Theologe und Schriftsteller, „desto schwerer die Trennung. Aber die Dankbarkeit verwandelt die Qual der Erinnerung in eine stille Freude. Man trägt das vergangene Schöne nicht wie einen Stachel, sondern wie ein kostbares Geschenk in sich.“

Die Erinnerungen an eine unvergleichliche Frau. Ihrer Tochter hat sie, aus lauter Liebe, die Welt umgefärbt, das Dunkle bunt ausgemalt, ihr die Schönheiten herbeigezaubert, auch an Tagen mit Wolken und Schatten. Was kann eine Mutter für ihr Kind Größeres tun?

„Sie war die beste Mutter, die man sich vorstellen kann“, sagt Karin Pokorny. Und die Mutter, in ihrem Paradies, wo auch immer das sein mag, wird jetzt lächeln und sagen: Sie war aber auch eine ganz besondere Tochter!

„Ein guter, edler Mensch, der mit uns gelebt, kann uns nicht genommen werden; er lässt eine leuchtende Spur zurück, gleich jenen erloschenen Sternen, deren Bild noch nach Jahrhunderten die Erdbewohner sehen“, schreibt Thomas Carlyle.

Ist das schon ein Hauch von Trost, ein Millimeterschritt ins Leben zurück, eine Ahnung von einem „guten Ende“ irgendwann einmal? Die Geschichte

muss gut ausgehen, sagt die Mutter, sie ist immer gut ausgegangen, immer! Solange wir Geschichten erzählen über unsere Liebsten, werden die nie wirklich tot sein.
Der Tod beginnt dann, wenn unsere Erinnerungen ausbleiben, wenn sie blass und vage werden. Sie alle werden noch sehr lange sehr schöne Geschichten über die Mutter, Schwester, Schwiegertochter, Freundin, Weggefährtin Frau Erna Eichinger erzählen können. Geschichten über eine starke Frau.

Die Frauen waren immer die Starken in diesem Familienverband: schon die Mutter Katharina, stark, gutmütig, eine Seele von Mensch für alle anderen; die Schwestern Elfi und Käthe, Seelen von Menschen, immer für die Erna da, und die Erna für sie, in guten und in schwierigen Zeiten. Starke Frauen. Wenn die Frauen, solche Frauen, diesen Planeten regieren würden!
Der Franz, der Schwiegersohn, der Mann von der Karin, hat den schönsten Satz für diese Stärke, diese gegenseitige Fürsorge und diesen liebevollen Umgang mit allen und allem gefunden: „Gäbe es viele solche Menschen, dann gäbe es weniger Probleme auf der Welt!“

Erna Eichinger erblickt am 31. Juli 1926 in Salzburg das Licht der Welt. In der Müllner Kirche wird sie getauft, man wohnt in der Plainstraße. Volks- und Hauptschule in Salzburg, dann die Drogistenausbildung in Innsbruck. In Salzburg gibt es so eine Schule damals noch nicht. Erna wird Drogistin, arbeitet für den pharmazeutischen Großhandel, kennt alle Apotheken und alle Apotheker in der Stadt, ist eine tüchtige, sehr beliebte Fachkraft.

Das Wichtigste in dieser Zeit, in ihrem ganzen Leben, das ist die Tochter, die Karin. Während der Woche steht viel Arbeit an, die Wochenenden freilich, die Sonntage vor allem, verbringen die beiden gemeinsam: Wandern, so weit die Füße tragen, Schwimmen im Wolfgangsee, gemütliche Treffen mit dem Familien-Clan, schöne, harmonische Tage. Die Mutter ist eine, der man alles sagen, mit der man alles besprechen kann. Sie hat immer einen guten Rat oder einen Tipp, interessiert sich für alles, was die Tochter betrifft. Und die Freundinnen der Karin sind auch stets willkommen daheim.

Es ist ja kein rasend üppiges Leben damals, für eine allein erziehende Frau noch dazu, aber die Mutter, Erna Eichinger, verzichtet auf manches, um der Mädi, der Karin, zum Beispiel den Klavierunterricht zu finanzieren oder sie mit dem schönsten Ballkleid auszustatten.

Von Herzen gern macht sie das, und wenn die Karin glücklich ist, ist auch die Mama glücklich. Kaum einen großen Ball lässt die Karin aus, im alten Kongresshaus damals. HAK-Ball, Moll-Ball, das sind die Höhepunkte im Jahresreigen junger Menschen. Wenn sie heimkommt, nach einer durchtanzten Nacht, kickt das Mädl die Ballschuhe ins nächste Eck, setzt sich noch im Ballkleid zur Mutter ans Bett, berichtet ihr eine Stunde lang, und die Mutter hört mit großer Begeisterung zu, auch wenn es schon drei oder vier in der Früh sein mag. So jemanden zu haben, dem man seine Freuden, vielleicht auch ab und zu seine Enttäuschungen, einfach alles und jederzeit erzählen kann – das ist ein Privileg.

Alles machen die beiden, die Mutter und die Tochter, gemeinsam, ein Vierteljahrhundert lang, mit großer Freude begleitet von der restlichen Familie. Den starken Frauen vor allem, der Elfi und der Käthe und der Ina, Ernas treuester und liebster Freundin durch alle Jahre. Als die Karin den Mann fürs Leben findet, ihren Franz, ist die Mutter zufrieden, nicht zufrieden: glücklich ist sie. Sie sieht, wie lieb sich der Franz um ihr Mädl kümmert, und alles ist gut. Sie hat keine Tochter verloren, sie hat einen Sohn dazugeschenkt bekommen.

Liebe beweist sich ja immer und vor allem in den kleinen Dingen, im scheinbar Nebensächlichen. Wenn die Karin und der Franz von einer Urlaubsreise zurückkehren, dann ist die Vase im Wohnzimmer mit den hübschesten frischen Blumen bestückt. Auf dem Nachtkästchen vom Franz, vom Schwiegersohn, liegt, mit Liebe ausgesucht, ein Säckchen Bonbons. Die Mutter, Erna Eichinger, hat das so arrangiert. Kleine Geste, aus einem großen Herzen heraus.

Apropos Reisen. Mit 55 Jahren steigt Erna Eichinger zum ersten Mal in ihrem Leben in ein Flugzeug; eine liebe Freundin, die Traudl, die nach Amerika ausgewandert ist, hat sie eingeladen. Die Erna fliegt ganz allein, mit Umsteigen in Frankfurt. Und die Karin, die Tochter, fiebert und bangt einen ganzen Tag lang, dass nur ja alles gut geht. Es geht alles gut, und die Tochter ist mächtig stolz auf die Mama. Die wird in den nächsten Jahren, nach diesem geglückten Start, noch einige Male nach Amerika fliegen, nach Hawaii, nach Kanada; einmal auch in den Fernen Osten, nach Singapur.
Englisch spricht Erna Eichinger schon lange, seit der Zeit nach dem Krieg. Da hat sie bei „PX", diesem Verkaufsparadies der amerikanischen Besatzungssoldaten in Salzburg gearbeitet, hat sechs Abteilungen unter sich gehabt. Und hat dabei spielend und perfekt die Sprache erlernt.

Als es der Traudl schlecht geht, fliegt die Erna noch einmal rüber nach Amerika, rechtzeitig; sie kann die Freundin ein Stück auf dem letzten Weg begleiten. Solche Freundinnen muss man haben. Die Treueste und Liebste, die Ina, wird das bestätigen können. Wie oft sind die beiden gemeinsam ins Kaffeehaus gegangen! So gut wie täglich, ins „Tomaselli", später ins „Sacher", auch ins „Classic", ins „Wernbacher". An den Samstagen sind auch die Karin und der Franz dabei. Im Sommer gibt es Eis, im Winter zum Kaffee Torte mit Schlag. Wobei „Torte mit Schlag" meistens gleichzeitig schon das Abendessen bedeutet. Erna Eichinger legt Wert auf die Figur, auf die Gesundheit, auf das Aussehen. Sie besucht das Fitnessstudio, so lange es ihre Kräfte zulassen. Gertenschlank bleibt sie ihr Leben lang, immer perfekt gekleidet, lässt sich auch in der Zeit der Krankheit nicht gehen. Noch in der letzten Lebenswoche, in der Privatklinik Wehrle, empfängt sie – das ist Lebensqualität – den Friseur.

Mutter und Tochter, das kann, das soll man nicht anders benennen, lieben einander abgöttisch. Die beiden telefonieren fünf, sechs Mal am Tag. Rücksichtvoll, das ist die Mutter. Als sie schon krank ist, schwer krank, kämpft sie mit aller Energie, mit aller Geduld, bis alles geregelt ist, bis es auch der Karin wirklich gut geht. Erst als die Tochter bei vollen Kräften ist, kann die Mutter langsam loslassen.

Im „Wehrle" wird sie von der Freundin Ina und der Elfi, ihrer geliebten Schwester, rührend fürsorglich betreut und begleitet. Von der Engelschar der Klinik. Und von der Karin und vom Franz natürlich.

Nie eine echte Auseinandersetzung, schon gar kein Streit. Eine Liebe ohne Wenn und Aber. Sagt die Karin. Konstruktive Kritik, das schon. Aber das ist ja auch Liebe. Immer versöhnlich und fröhlich und nie, niemals nachtragend.

„So eine Mutter wünsche ich jedem!", sagt die Karin, die Tochter.
Am Schluss, am Ende ihrer Kräfte, hat die Mutter immer wieder dieses eine Wort vor sich hergesagt, das erste und das schönste in jedem Menschenleben: Mama. Vielleicht ist ihr die Tochter in diesem Moment, in diesen Abschiedsträumen, zur Mutter geworden. Das gibt es. Und es ist schön, dass es das gibt.

„Wenn durch einen Menschen ein wenig mehr Liebe und Güte, ein wenig mehr Licht und Wahrheit in der Welt war, dann hat sein Leben einen Sinn gehabt", schreibt Alfred Delp. Durch Frau Erna Eichinger, Mutter, Schwiegermutter, Schwester, Freundin, ist viel Liebe und Güte, viel Licht und Wahrheit in diese Welt gekommen. Was bleibt, was zählt, sind tausend Erinnerungen und lauter zärtliche Gefühle. Bei der Mama ist immer alles gut ausgegangen …

## *Der Herr Hans vom Café Bazar*

Verehrung! Ergebenster! Kompliment! Danke bestens! Danke höflichst! G'schamster Diener! Bitte sehr, bitte gleich! Küss die Handerl, Gnädigste! Schöne Grüße an den Herrn Gemahl!

Ach, der Herr Hans! Der Oberkellner vom Café Bazar! Von Vera Tomasellis „Bazar". Hans Radwanowsky heißt er mit vollem Namen. Die Boulevardzeitungen nennen ihn, den aufrichtigen Salzburger: „Ober mit dem Wiener Schmäh". Schmäh stimmt! Der Herr Hans lässt den Schmäh rennen, wann immer er es für angebracht hält. In den sechziger und siebziger Jahren zieht ja überhaupt ein bisschen Entertainment ins öffentliche Leben ein, auch in Salzburg, auch im „Bazar". It's Showtime – und der Herr Hans und sein kongenialer Partner, der Herr Franz, der „schöne Franz", der mit den schwarzen Haaren, sind Virtuosen in dieser Kunstgattung.
Der Herr Hans – das war ein brillanter Kellner, ein Verkaufsgenie, ein Alleinunterhalter von hohen Gnaden, ein Unverwechselbarer. Kein Wunder, dass ihn kluge Filmproduzenten immer wieder vor die Kamera baten. Er, der Oberkellner, spielte allerlei, einmal sogar einen Salzburger Erzbischof, aber meistens sich selbst, den Herrn Hans vom „Bazar". Mit Curd Jürgens in ein und demselben Film beispielsweise! In den Gesellschaftskolumnen las man jetzt manchmal:

„Ober Hans, bekannt auch durch Film, Funk und Modeschauen".

Wie soll man den Herrn Hans beschreiben, falls ihn irgendjemand nicht oder nicht mehr kennen sollte? Vielleicht so: Der Herr Hans tänzelte und schnörkelte sich in die Herzen aller Damen zwischen 15 und 95 hinein. Er war der Gigolo mit dem Serviertablett, nicht so sehr was den Körperbau betrifft, eher seelisch. Einer, der alle Tricks kennt und alle Schmeicheleien sowieso.

Aber auch das, und vor allem das, war der Herr Hans: ein Mann mit großem Herzen, für alle Kaffeehausbesucher und für junge Künstler. Einmal zum Beispiel … während der Mozartwoche …
Vier amerikanische Studentinnen betreten mit den Geigenkästen unterm Arm das Café Bazar und bestellen „bitte etwas sehr Billiges". Dem Hans tun die Mädels leid, also macht er ihnen einen ebenso spontanen wie originellen Vorschlag: „Ich bring Ihnen vier Achterl Wein und vier frische Kipferl – und Sie spielen mir was auf ihren Geigen vor. Dann samma quitt!" Herr Hans servierte, die Künstlerinnen musizierten die Kleine Nachtmusik von Mozart, und die „Bazar"-Gäste haben applaudiert.

Wenn der Johann Nepomuk Nestroy nicht schon so lange tot wäre – man könnte direkt glauben, er müsse den Ober Hans gekannt haben. Im Leben des Herrn

Hans gibt's nämlich eine Geschichte, eine wichtige Geschichte noch dazu, die ist mindestens so schön wie die entsprechende Szene in Nestroys „Talisman"! Das hat mit dem Beginn seiner Berufskarriere zu tun.

Herr Hans erzählt: „Ich hab nach dem Krieg nix z'essen g'habt. Da wollt' ich Metzger werden. Das mit dem Metzger hat net 'klappt, weil ich z'schwach war". Dann dient er sich als Tellerwäscher durch, bis ihm … und jetzt kriegt die Geschichte ihren Nestroy-Farbton … bis ihm eines Tages eine Dame einen Smoking schenkt.
„Der Smoking war von ihrem verstorbenen Mann, einem Ober!" In Nestroys „Talisman" bekommt der rotkopferte Titus Feuerfuchs von einer Gärtnerin einen Smoking geschenkt, auch von einem verstorbenen Ex, und startet damit eine kurze aber gigantische Karriere. Der Herr Hans hat also seine Ober-Montur geschenkt bekommen und startete eine gigantische aber lange Karriere.

Die Stationen: Café Glockenspiel, Hotel Pitter, Café Guggi, eine bekannte „Ami-Kneipe". Dann mixt er an einer Bar in Obergurgl, bevor er im Schlossrestaurant Hellbrunn zwischenlandet und als Chef de Partie die nobelsten Staatsoberhäupter und Festspielkünstler betreut.

Eine gute Grundausbildung für's „Bazar" also, wo es mit ähnlich prominenten Gästen weitergeht – vom

Prinz Aga Kahn bis zum Prinz Bernhard der Niederlanden. Der Herr Hans lässt sich weder von großen Namen noch von großem Trubel aus der Ruhe bringen. Auch an den stressigsten Tagen nicht. Herr Hans im Originalton: „Also … zuerst war der Bundeskanzler Kreisky da, mit einem Politiker aus der BRD auf einen Eiskaffee. Wer der Minister aus der Bundesrepublik war, bitte, weiß ich leider net. Aber dem Kreisky hat am besten – unser Wasser g'schmeckt … Da war dann noch die Marianne Koch mit einem jungen Herrn, der André Heller, die Louise Martini, der Hugo Lindinger, der Otto Schenk, und da draußen sitzen noch welche vom Burgtheater, die kenn' ich leider auch net … Verehrung. G'schamster Diener!"

Aber nicht jedes seiner so großzügig verstreuten Komplimente war immer bierernst gemeint. Szenen wie die folgende sind verbürgt! „Bazar", Wintergarten. Der Herr Hans hilft drei munteren Damen aus den Mänteln. „Küss die Handerl, die Damen", flötet er ihnen entgegen, „darf ich die Manterl abnehmen … und das Huterl … bitte sehr, was darf ich denn bringen, Gnädigste? Eine Melange, zwei Hauskaffeetscherl, aber gerne, kommt sofort, bitte gleich, g'schamster Diener …"
Dann buckelt er noch einmal formvollendet, wendet sich abrupt einem amüsiert die Szene verfolgenden Du-Freund am Nebentisch zu, verdreht die Augen und sagt so diskret, dass die verzückten Damen nichts

mitkriegen: „Schau da’s an, die Schastrommeln, san’s schon wieder da!“

Manchmal hat der Herr Hans mit großem Aufwand herrlich schmähgeführt, manchmal hat er mit einer kleinen Geste seine Menschlichkeit bewiesen. Wie bei jenen Musikstudentinnen oder bei einem Wiener Maler, der Mitte der sechziger Jahre in einem Leserbrief in einer Salzburger Tageszeitung folgendes Loblied auf unsern Herrn Hans, den Hans Radwanowsky und auf unsere Stadt singt:
„Da es regnete und die Zeit drängte, stellte ich mich einfach beim Café Bazar unter die Plache, um rasch noch ‚Salzburg bei Nacht‘ zu malen, ehe die Stadtväter das Licht abdrehten. Denn Punkt 24 Uhr erlischt in Salzburg der magische Strahlenkranz um Dom, Burg und Kollegienkirche. Aber ich hatte nicht mit dem Herrn Hans gerechnet. Dieser Nationalfavorit aller Herren Ober zwischen Wien und Bregenz tat ungebeten und ungeheißen ein Übriges: Er telephonierte von dem international gerühmten Nobelcafé aus einfach an die Stadtverwaltung. Und nun geschah das ganz und gar unösterreichische Wunder, dass dort erstens noch jemand Verantwortlicher (um 23.30 Uhr!) anwesend und sogar zu erreichen war, und dass zweitens die wunderschöne – und mit Recht weltberühmte! – Stadt Salzburg einem Wiener Maler zuliebe ihre ganze Stadtanstrahlung um eine volle Stunde (!) länger in Funktion beließ … Das sollte einmal ein Salzburger in Wien probieren!!!“

Der Herr Hans hat's möglich gemacht!

Das alles gibt es ja nicht mehr. Wahrscheinlich nirgendwo mehr. Nicht in Wien, nicht hier. Diese wunderbaren, verschmitzten, in der hohen Kunst des Schmähführens promovierten Oberkellner, wie der Herr Hans einer war. Charme, Herzlichkeit. Das Herz am rechten Fleck. Gentleman und Spitzbub zugleich.

Wo sind die Zeiten, wo sind die Menschen? Der Herr Hans war mehr als ein Original. Er war *der* Oberkellner vom „Bazar", Schmähführer, Herzenströster. Er kannte Gott und die Welt. Und Gott und die Welt kannten ihn. Man konnte lachen mit ihm, er konnte einem die Melancholie aus der Seele wegzaubern.

Kompliment! Danke bestens! Danke höflichst! G'schamster Diener! Ergebenster! Bitte sehr, bitte gleich! Küss die Handerl, Gnädigste! Schöne Grüße an die Frau Hofrat, Herr Hofrat.

Herzlichen Dank, lieber Herr Hans, und einen Luftkuss an die Engerl da droben in Ihrem Himmelscafé, die sollen Sie nach den Regeln der Kaffeesiederkunst verwöhnen!

Verehrung, Herr Hans!
Im Namen aller, die Sie gekannt und geschätzt haben, denen Sie das Leben schöner gemacht haben, weil Sie so waren, wie Sie waren.

## *Die Kordi von der Eisenbahn*

Kordula ist ein wunderschöner Name. In Kordula steckt das lateinische Wörtchen „cor“, und das bedeutet: Herz. Ich darf Ihnen von einem Menschen mit einem starken, großen Herzen erzählen, von einer Frau, die trotz einer körperlichen Beeinträchtigung ihr Leben bravourös gemeistert hat.

Kinderlähmung im Alter von vier Jahren; die Beine können den Körper nicht so tragen, wie es Kinderbeine tun sollen, tun müssen. Im Laufen erobern die Kinder die Welt, hüpfend, tänzelnd. Kordula, das Kind Kordi kann nicht so tänzeln, hüpfen, laufen wie die Geschwister und die anderen Kinder. Aber das lässt sie nicht verzweifeln, das macht sie nicht bitter oder todtraurig. Im Gegenteil. Das macht sie stark. Und stark ist sie geblieben, ihr ganzes Leben lang.

Geboren wird Kordula, Kordi Steinkogler am 9. Dezember 1922 in Attnang-Puchheim. Als wir Salzburger in der Schule erstmals von Attnang-Puchheim hörten, hat es so ungefähr geheißen: Attnang-Puchheim, wichtiger Eisenbahnknoten; Kreuzungspunkt der Westbahn mit der Salzkammergutbahn. Sehr viel mehr haben wir nicht erfahren. Wenn unser Lehrer gesagt hätte: die meisten Attnang-Puchheimer landen irgendwann in ihrem Berufsleben bei der Eisenbahn, hätte uns das auch nicht verwundert. Vielleicht ist es ja wirklich so. Nicht die meisten, aber doch einige. Kordula Steinkogler ist jedenfalls bei der Eisenbahn gelandet, alle ihre Brüder auch.

Aber der Reihe nach. Geboren also in Attnang-Puchheim am 9. Dezember 1922, benannt nach der Kordi-Tant', einer Schwester der Mutter. Geboren als viertes von fünf Kindern. Vor der Kordula gab es schon den Max, den Karl und den Franz – die „Buam". Ihr ganzes Leben lang werden die drei älteren Brüder für die Kordi „die Buam" bleiben. Nach der Kordi kommt noch ein Mädchen zur Welt: die Maria. Der Vater der „Buam" verstirbt früh; der Vater der beiden Mädchen spielt keine große Rolle im Familienleben. Wichtig ist die Mutter, die Josefine.
Zuhause ist man in einer Mietwohnung in Attnang-Puchheim. Kein „reiches Leben", wenn man unter „reiches Leben" materielle Werte versteht. Nein, reich in diesem Sinne sind die Steinkogler nicht. Die Kordi und die Maria müssen jahrelang ein Bett miteinander teilen. Müssen oder dürfen, alles hat zwei Seiten. Die Zuneigung der Mädchen hilft über Entbehrungen leicht hinweg. Kein Luxus, aber eine schöne Kindheit. Eine liebevolle Mutter, liebevolle Kinder, das Wichtigste überhaupt: Geborgenheit.

Eines ist von Anfang an klar: die Kordi ist immer und überall mit dabei. Wenn ein Kind, von der Kinderlähmung belastet, nicht so laufen, hüpfen und tanzen kann wie die anderen, können die anderen das Kind ja am Buckel tragen oder im Leiterwagerl ziehen, hinein in die Welt der Abenteuer, in und rund um Attnang-Puchheim. Kordis Gehbehinderung ist für die Geschwister absolut kein Grund, das Mädchen von irgendetwas auszuschließen oder fern zu halten. Die Kordi gehört dazu. Etliche Jahre später, da ist aus dem Mädchen eine junge Dame mit gewellten Haaren und großer hübscher Brille geworden, trägt die Maria ihre Schwester, die Kordi, manchmal am Buckel nach gemeinsamen Kinobesuchen quer durch die Stadt, man lebt damals schon in Salzburg, nach Hause. Das ist ein Bild, das mir im Herzen bleibt, eine Geschwisterliebe, die ihresgleichen sucht.

Aber noch sind wir in Attnang-Puchheim. Wenn man will, kann man so gut wie alles schaffen. Und die Kordi will. Ich kann mir gut vorstellen, wie sie, auf dem Schlitten sitzend, die Geschwister quietschvergnügt antreibt oder wie sie voller Begeisterung am Spitzberg beim Fußballspiel die Eckfahne schwingt. Wenn sie nicht will, dann will sie nicht. Singen zum Beispiel. Kordula besucht die Pflichtschule und bringt die besten Noten nach Hause. Nur nicht im Singen. Das Singen soll, so heißt es, nicht unbedingt die Lieblingsbeschäftigung der Familie gewesen sein. Schon gar nicht die von der Kordi. Die Lehrer können machen, was sie wollen – die Kordula Steinkogler will nicht singen, schon gar nicht laut und allein.

„Nein, ich singe nicht!"
„Dann kriegst einen Vierer ins Zeugnis!"
„Ich sing trotzdem nicht!"
Die Lehrer könnten sich auf den Kopf stellen; sinnlos, keine Chance. Die Kordi ist eine starke Persönlichkeit, eigenständig, selbstbewusst, eine, die sich nicht unterkriegen lässt.

Nach der Schule ist Geldverdienen angesagt. Zum Beispiel durch den Verkauf von selbst gestrickten und kunstvoll bestickten und verzierten Trachtenjackerln. „Berchtesgadner Jackerl" nennt man solche Kunstwerke. Mit großem Geschick und gutem Gespür für Farben und Muster fertigt das Mädchen prächtige Jackerl an, fürs erste Geld, und später dann einfach so und immer wieder, für die ganze Familie. Für vier Jackerl, erzählt die Maria, die Schwester, die auch gestrickt und bestickt hat, hat man so viel Geld bekommen, dass man dafür ein Paar Skischuhe kaufen konnte.

Jetzt, in den späten dreißiger Jahren, beginnt die richtige, die wirkliche Berufskarriere der Kordula Steinkogler. Sie geht zur Eisenbahn, ins Büro. Die Lohnverrechnung wird ihr Metier, ihre Hauptaufgabe, ihr Leben. Die Eisenbahnprüfungen absolviert sie alle souverän und wird zu einer wahren Zahlenmeisterin, die nicht nur die Löhne, Steuern, Bezüge, Abgaben der Bahnbediensteten korrektest berechnet, sondern auch – und das ihr ganzes Leben lang – sämtliche

Geburtsdaten, Haus- oder Telefonnummern der Familie, der Kollegen, der Freundinnen, von der Damenrunde beispielsweise, im Kopf hat; und wenn schon nicht im Kopf, dann zumindest fein säuberlich geordnet abgelegt, jederzeit abrufbar.

Der Bruder Franz, Eisenbahner natürlich, übersiedelt als Erster in die Stadt Salzburg, die Kordi folgt ihm 1940 nach, ein paar Jahre später auch die Maria. Der Max und der Karl bleiben daheim in Attnang-Puchheim, am Eisenbahnknoten. Da wie dort tobt längst der Krieg. In Attnang-Puchheim wird ein Haus, eine Wohnung, eine Heimat zerstört, in Salzburg ebenso.

Das sind die Zeiten des Fliegeralarms. Die Sirene schrillt, und man läuft so schnell wie möglich in den Luftschutzkeller, und nach der Entwarnung zurück nach Hause. Nie wissend, ob was passiert ist, ob das Haus noch steht, in dem man in der winzigen Garçonnière oder in der Mansarde wohnt. Die Kordi und die Maria wohnen immer zusammen, unter verschiedenen Adressen der Stadt Salzburg. Immer klein, immer beengt. Aber wer sich als Kind mit der Schwester ein Bett geteilt hat, der möchte auch im harten Leben mit ihr beisammen sein. Geborgenheit.

Einmal läuft die Maria, mit der Kordi am Buckel, in den Stollen. Dann die erlösende zweite Sirene. Und jetzt geht's nicht nach Hause, sondern nach Gnigl ins Kino. Irgendeine leichte Filmkomödie. So sind die

Zeiten: Todesangst und Sehnsucht nach ein bisschen unbeschwertem Leben. Ins Kino gehen die beiden, die Maria und die Kordi, für ihr Leben gerne. Ins Lifkakino an der Staatsbrücke zum Beispiel. Drei oder vier Mal haben sie sich allein den Film „Die goldene Stadt“ angeschaut – mit Kristina Söderbaum, Rudolf Prack und Annie Rosar.

Am 16. Oktober 1944 fallen aus 50 US-Bombern 534 Bomben auf die Stadt Salzburg; 245 Menschen kommen ums Leben, viele Häuser werden schwer beschädigt oder dem Erdboden gleichgemacht. Vor allem in der Bahnhofsgegend gibt es zahlreiche Opfer und etliche zerstörte Häuser. In der Fanny-von-Lehnert-Straße sterben unter anderen eine Heimarbeiterin, ein Zugschaffner, ein Schüler, zwei einjährige Kinder. In der Fanny-von-Lehnert-Straße steht auch das Haus, in dem der Bruder Franz wohnt. Im Mansardenzimmer wohnen die Schwestern. Auch dieses Haus wird ausgebombt.
Hauptsache man hat überlebt, und das Leben geht weiter, und irgendwann ist auch der Krieg vorbei. Die Kordi kann sich wieder mit ganzer Kraft ihrer Arbeit widmen: Lohnverrechnung bei der Eisenbahn. Sie fährt mit dem Fahrrad zur Arbeit, oder mit dem Obus. Die Gehbehinderung behindert in keiner Phase ihres Lebens ihre Kraft und ihren Willen. Was sie will, das kann sie auch. Singen muss man in der Lohnverrechnung ja nicht können. Die Kolleginnen und Kollegen schätzen und lieben sie: ihre Kom-

petenz und ihr Herz, ihren Humor, ihre Ausstrahlung. Sie sind auch privat viel mit der Kordi unterwegs.

Die Liebe zur Maria bleibt, wie sollte es auch anders sein, wenn man so viel gemeinsam erlebt hat, diese Schwesternliebe also bleibt stark und groß, auch als die Maria ihren Hermann kennenlernt und ihre eigene Familie gründet, mit der Ulli und dem Harald als leuchtenden Sternen, um die sich Marias Welt nun dreht.

Allein ist die Kordula auch jetzt nicht. 1956 übersiedelt Mutter Josefine von Attnang-Puchheim nach Salzburg. Die beiden, Mutter und Tochter, wohnen zunächst in der Schallmooser Hauptstraße, in einem der schattenreichen Häuser vor der Kapuzinerbergwand, dann in einer kleinen Wohnung in der Kaiserschützenstraße. Aber kleine Wohnungen haben den Steinkogler-Frauen nie was ausgemacht.

Als endlich eine schöne, geräumige Wohnung zur Verfügung steht, zwei Zimmer, Küche, Balkon, ein Paradies am Südtiroler Platz, stirbt die Mutter. Die Kordi hat zum ersten Mal ein riesiges Refugium für sich allein, aus dem sie – weil sie es will und weil sie es kann – ein gemütliches Heim macht, ein offenes Haus für Familie und Freunde. Bei der Tante Kordi versammelt man sich gerne. Es gibt nichts Schöneres für sie, als ihre Lieben zu verwöhnen. „Die Buam kommen!" Immer ein freudiges Ereignis, wenn die „Buam", die älteren Brüder, die kleine Schwester besuchen. Da wird aufgekocht und bewirtet. Da gibt es von ihr zubereitete Hausmannskost und als Nachspeise und zwischendurch und eigentlich immer: Schokolade und Mozartkugeln und Rumkugeln. Alles kiloweise. Der liebste Satz der Tante Kordi an die versammelte Familie: „Essts, essts, essts!"

„Nimm noch was!" Kordula Steinkogler liebt es herzugeben, auszuteilen, zu schenken; die anderen sollen teilhaben an dem, was sie sich aufgebaut und verdient und erworben hat. Geben macht sie selig. Gast-Geberin – dem Gast geben. Die Tante Kordi, Kordula Steinkogler, ist die perfekte Gast-Geberin.

Sie kann so gut zuhören. Der Tante Kordi kann man einfach alles sagen; sie ist eine wunderbare Beichtmutter. „Ich bin auf den Gaisberg gefahren", beichtet der Peter, der Sohn vom Franz, der Kordi eines Tages kleinlaut, „mit dem Auto vom Papa. Und ohne Führerschein!" Die Tante Kordi erfährt alle Geheimnisse, Kinderstreiche, Erwachsenensorgen als Erste. Und hat immer einen Rat, einen Trost parat.
Ja, sie tröstet sogar die anderen, wenn die sich Sorgen machen um sie. Ihre Knochen zum Beispiel sind ja seit der Kindheit nicht die stärksten, und die Tante Kordi bricht sich immer wieder was, die Beine vor allem. „Tuats euch nix an!", beruhigt sie dann die Krankenhausbesucher. „Machts euch bloß keine Sorgen!"
„Sie war immer der Fels in der Brandung", sagt der Erich, Ulrikes Mann. „Sie hat ihre Frau gestanden, in

jeder Situation. Hat ihr Leben ganz allein gemeistert. Ein wunderbar positiver Mensch." Die Mozart- und Rumkugel-Orgien werden auch ihm für alle Zeiten unvergesslich bleiben. Neben so vielem anderem.

Für die Unmengen an Süßigkeiten ist vor allem der Toni zuständig, ein Arbcitskollege, auch ein Eisenbahner natürlich. Für den Toni kocht sie gerne, für den Bruder Franz auch. Ein bisschen mithelfen dürfen die Männer in der Wohnung, aber die Chefin bleibt zu jeder Zeit einzig und allein die Kordula. Mit dem Toni verbindet sie eine tiefe Freundschaft. Dann und wann packt der Toni die Kordi in sein Auto und fährt mit ihr drauflos, Spritztouren dorthin, wo es gerade schön ist; aber auch nach Abano oder nach Südtirol reisen die beiden, der Toni und die Kordi, Weggefährten, Partner im Spätsommer und Herbst ihres Lebens.
Auch mit der Familie ist sie gerne und viel unterwegs. Semmering, Klagenfurt, Kirchenthal, Stolzalpe. Raus in die Natur. Es gibt viele Erinnerungsfotos, und auf allen schaut sie glücklich aus. Wenn die anderen Ski fahren, lässt sich die Kordi von der Seilbahnstation weg per Schlitten zur Skihütte ziehen, ruft allen zu: „Macht's euch a Freud'! I' schau zua!" und genießt die Sonnenstrahlen oder den Schneefall, lächelnd, zufrieden, selig.

Leutselig ist die Frau Kordula. Ein schönes Wort: selig mit Leuten, selig, wenn Menschen um sie sind. Die

Familie ist ihr besonders wichtig, alle aus der Familie und zu jeder Zeit: die geliebte Schwester Maria und ihr Hermann, ihre alten „Buam“, die Nichte Ulrike, die Neffen Harald und Peter, und deren Partnerinnen, Partner, Kinder, Traudi, Erich, Lukas, Harald, Martina, Michael. Am liebsten alle auf einem Haufen beisammen. Familienselig ist sie. Und die Familie gibt ihr diese Liebe zurück.
Wenn wer im Haus ist, dann wird gefeiert oder wenigstens Karten gespielt, Kanastern rund um die Uhr; aus der Wohnung der Kordula Steinkogler klingt meistens fröhliches Lachen. Oder es werden Puzzles gelegt – „Neuschwanstein im Winter“ beispielsweise, die große Version mit den schneebedeckten Bergen hinter dem Märchenschloss und einer orangerot aufleuchtenden Abendsonne im Hintergrund. Mehr als tausend Puzzleblättchen! Wenn niemand im Haus ist, schaut Frau Kordula Steinkogler fern, Fußball zum Beispiel, tagespolitische Sendungen. Oder sie liest. Ihr ganzes Leben lang ist sie eine begeisterte Leserin: Romane, politische Bücher, Geschichtsbände. Sie ist an so vielem interessiert und man kann sich mit Kordula Steinkogler, der Kordi, der Tante Kordi über alles unterhalten.

Mehr als ein Vierteljahrhundert kann sie ihr Heim am Südtiroler Platz genießen und ihre Lieben empfangen. Mit dem Stock kommt sie gut durchs Leben. Als ihr dringend geraten wird, doch statt des Stocks die zwei Krücken zu nehmen, weil dann das Gehen leichter und sicherer wird, ist sie zum ersten Mal verzagt. „Ich bin ja kein Krüppel!" Frau Kordula Steinkogler gewöhnt sich langsam an die Krücken und gewöhnt sich auch an den Rollstuhl. 1997, da ist sie 75 Jahre alt, beschließt die Tante Kordi, ins Altersheim nach Grödig zu übersiedeln. Es ist ihre Entscheidung; ihr ganzes Leben lang hat sie selbstbestimmt gelebt, war sie ihre eigene Chefin, auch zum Altersheim muss man sie nicht mühevoll überreden. Außerdem wohnt der Toni gleich gegenüber, und gemeinsam wird noch viel unternommen, Spazierfahrten ins Blaue, mit dem guten alten Freund, mit der geliebten Familie.

Die Tante Kordi, sagt die Ulrike, die Nichte, war nie von jemandem abhängig, ist nie jemandem zur Last gefallen. Sie hat alles aus eigener Kraft erreicht, hat sogar den langen Aufenthalt im Pflegeheim aus eigener Tasche bezahlt, ohne fremde Hilfe und ohne öffentliche Zuwendungen. Von der Pension, von dem, was sie sich verdient hat. Und hat trotzdem noch gegeben und beschenkt. Sie selbst ist ein einziges Geschenk gewesen, die Tante Kordi.

Dann haben die Kräfte nachgelassen, die Kordi hat nicht mehr alles selbst erledigen, selbst entscheiden können, sie war auf Hilfe angewiesen, Betreuung, Pflege. Zur Last gefallen ist sie trotzdem nicht.
In den letzten Jahren ihres Lebens hat sie sich unaufhaltsam und trotzdem sanft entfernt. Ein Abschiednehmen, lange vor ihrem Sterben.

Der letzte Wunsch der Tante Kordi entspricht ihrem Wesen, ihrem Leben. Ihre Urne soll im Grab, in dem die Mutter, der Bruder Franz, dem Franz seine Frau und deren erster, früh verstorbener Bub begraben sind, beigesetzt werden. Das Grab, heißt es freilich, ist zu klein dafür.
Klein, beengt, das hat der Kordi nie etwas ausgemacht. Aber es gibt Vorschriften. Jetzt wird grad ein neues Grab angelegt, und die Urnen der anderen Lieben werden, wenn man so sagen darf, in dieses neue, größere Grab übersiedeln. Übersiedeln war den Steinkoglers nichts Fremdes. Der Wunsch der Frau Kordula geht in Erfüllung. Eine größere Wohnung im Leben hat sie gefunden, eine größere letzte Ruhestätte für ihre Asche in einem Familiengrab.

In Wirklichkeit ist die Tante Kordi, ihr Geist, ihre Seele überall anders, nur nicht in diesem Sarg. Ihr dürft bloß nicht aufhören, über sie zu reden, von ihr zu erzählen. So, nur so, wird ein Mensch unsterblich. „Über den Sternen" heißt das Musikstück, das wir, vom Bläserquartett der Eisenbahnermusik gespielt, zum Abschluss hören werden.

Ich durfte vor nicht allzu langer Zeit für einen Lokomotivführer den Abschiedsspruch für die Traueranzeige schreiben; er hat ihn sich gewünscht und er hat ihn, am Sterbebett im Hospiz, für gut befunden. Ich glaube, das kleine Gedicht passt auch zu dieser einzigartigen Frau, Kordula Steinkogler, Kordi, Tante Kordi.

Die letzte Fahrt war tief bewegt
die Weichen wurden sanft gestellt
kein Grund zum Trauern – überlegt:
Mein Zug verlässt ja bloß die Welt!

Und sollt' es keinen Bahnhof dort
und keine Endstationen geben
dann fahr ich weiter, immerfort
durchs Sternenmeer – das wird ein Leben!

## *Er war der „Mister Austria"*

Als der wunderbare Fußballspieler Mathias Sindelar, einer der Größten überhaupt, im Jahr 1939 starb, unter tragischen Umständen, noch nicht einmal 36 Jahre alt, da schrieb der Dichter Friedrich Torberg eine Hymne auf ihn, das erste Gedicht über einen Fußballer überhaupt. Und weil Günter Praschak den Sindelar noch spielen gesehen und Friedrich Torberg geschätzt hat – lassen Sie mich zu Beginn dieser Abschiedsfeier ein Gedicht lesen, das ich für ihn, über ihn, den „Mister Austria Salzburg", Günter Praschak, geschrieben habe.

Er sah Matthias Sindelar
noch manches Tor erzielen,
*er* war noch Kind – und *jener*: Star,
der Beste wohl, der jemals war –
„mein Gott, so müßt man spielen!"
Er spielte und er wurde groß
und schoss jetzt Goal um Goal …
Er war der „Mister Austria",
ein Kumpel und Idol.

Sein Herz, das saß am rechten Fleck
unter der rauhen Schale,
er teilte aus und steckte weg,
der Fußball war sein Lebenszweck
und täglich: Cupfinale.

Verschaffte sich mit Temp'rament
am Fußballplatz Gehör –
er war der „Mister Austria“,
ein Kämpfer und ein Sir.

Und als im wilden Ball-Gefecht
er sich die Nase brach,
da bog er sie sich selbst zurecht
(uns wird' bei dem Gedanken schlecht!)
und köpft' ein Tor danach!!!
Er spielte jede Position,
die schönsten Flanken schlug er –
Er war der „Mister Austria“,
ein Fußballnarr, ein kluger!

Wer ihm so gegenüberstand,
als Gegner um den Sieg,
der trug danach manch' Schmerzverband
und trotzdem gab man sich die Hand …
's war Spiel und niemals Krieg!
Er dribbelte sich zum Erfolg,
trug würdevoll die Dämpfer.
Er war der „Mister Austria“,
ein Gentleman und Kämpfer.

Und dann, in manchem später'n Jahr,
als Boss, brillanter Denker,
da macht er Fußballwunder wahr
und manchmal wächst ein graues Haar
dem violetten Lenker.

Glückseligkeit, wenn über Leh'n
der Torschrei-Jubel hallte …
Er war der „Mister Austria"
und, voll Respekt: „der Alte".

Er war kein Kind von Traurigkeit,
er liebte, ja!, das Leben,
zum Lachen, Feiern gern bereit
und herben Wein zur rechten Zeit …
am Spielfeld alles geben!
Ein Kicker, Trainer, Fußballheld –
lasst uns zum Abschied schreiben:
Er war der „Mister Austria"
und wird es immer bleiben!

Der „Mister Austria Salzburg", der Sir, der Kämpfer, der Vordenker. Wie wird man das? Wird einem so etwas in die Wiege gelegt, von einem Engel, von einem Gott, der die Fußballer liebt?
Ein leichtes Spiel, „a g'mahde Wies'n", ist das Leben für Günter Praschak nicht gewesen. Nicht immer. Er hat sich durchbeißen müssen, oft unter Schmerzen, und ich rede jetzt nicht nur vom Fußball. Er hat schlimme Zeiten erlebt, Niederlagen, er war am Boden, nicht nur einmal. Und hat sich immer wieder aufgerappelt. Mit seinem Löwenherz, seinem wachen Geist, seinem Lebenswillen.

Geboren wird der Günter am 12. September 1929 in Eberweis, das ist ein kleines Nest bei Heidenreichstein im nordwestlichen Waldviertel. Grad einmal 300 Einwohner hat der Ort damals. Der Großvater – das ist die Respektsperson im Revier; ein Bauer mit stattlichem Besitz, Kapellmeister, Bürgermeister, eine Größe, ein Herr. Imposant, von allen geschätzt und respektiert. Das wird wohl, später dann, auch dem Enkel, dem Günter, mächtig imponiert haben.

Eine Tochter des Bürger- und Kapellmeisters Schindl heißt Berta, und sie verliebt sich in einen Mann namens Hans, Hans Praschak, einen Schneidermeister. Der einzige Sohn aus dieser Liebe, aus dieser Ehe – das ist der Günter. Beide wird der Bub von Herzen lieben, mit all der Tragik, die dazugehört, die Mutter, den Vater. Die kleine Familie übersiedelt nach Hollabrunn, und der Bub, der Günter, fällt allen auf, weil er so ein grandioser Kicker ist, schon in seinen Kinderjahren. Grandioser Kicker und ein richtiger Lausbub. Manchmal tratzt er die Knechte eines Bauern in der Nähe so lange, bis die den Buben verprügeln. Und wenn dann der Vater oder die Mutter nach Rache oder Bestrafung rufen, stellt sich der Bub, der Günter, vor seine Peiniger und sagt, dass das alles ja seine Schuld gewesen sei. Gerechtigkeit ist ihm damals schon wichtig. Ein Mann mit Handschlagqualität wird er sein Leben lang bleiben.

Der Lausbub Günter. Manchmal treibt er es so wild, dass ihm die Mutter, was soll sie anderes tun, mit dem Kochlöffel nachläuft, durch die ganze Wohnung. Aber

er weiß, wie man blitzschnell unters Bett hechten kann; wie er später so oft nach dem Ball gehechtet ist. Dann wartet er, bis das Ärgste, bis der Zorn der Mutter verraucht ist. Dann ist alles wieder gut. Er liebt seine Mutter innig. Und sie ihn. Der Günter geht in Hollabrunn zur Schule. Und er spielt Fußball wie kein Zweiter in der Gegend.
Also wird er, so sind die Zeiten damals, nach Berlin geschickt, in die Sportkaderanstalt. – Der Günter ist 13, aber das Geschrei, den Kommando-Ton der hohen Sportoffiziere hält er nicht aus, es ist ihm ein Gräuel, und zum Fußballspielen kommt er auch viel zu wenig. Der Günter ist 14, als er Kopf und Kragen riskiert, von Heimweh und Freiheitsdrang getrieben, in den nächsten Zug steigt, sich im Gepäcknetz, unter den Sitzbänken versteckt und die Flucht ergreift. Unter Lebensgefahr. Er will wieder heim nach Niederösterreich. Irgendwie schafft er es.

Jetzt ist er daheim, bei der Mutter. Der Vater ist im Krieg. Und er, der 14-Jährige, ist ein U-Boot, einer, der gesucht wird, der sich verstecken muss. Einer, für den es keine Lebensmittelkarte gibt. Er könnte ja so schön, drüben im Reich, Karriere machen. Er ist lieber bei der Mutter. Aber die Mutter ist krank, schweres Asthma, das Herz macht nicht mehr mit. Rettende Medikamente gibt es nicht.
Der Günter ist als Wunderkicker so bekannt und so beliebt in seiner Heimat, dass sich viele für ihn einsetzen, dass er nicht mehr, ganz am Schluss, an eine

Front geschickt wird, sondern als Schreiber in einem Büro den Krieg überlebt. Und Fußballspielen kann. Die Mutter ist 37, als sie stirbt. Der Sohn, der Günter, hat sie selbst noch wie ein Kind in den Leiterwagen gehoben, sie ins Krankenhaus gezogen, aber ihre Zeit auf Erden war abgelaufen, viel zu früh.

Der Krieg ist aus, die Mutter ist tot, der Günter, Günter Praschak, wohnt bei der Großmutter, absolviert die Handelsschule in Hollabrunn. Der Vater schlägt sich vom Kriegsfeld durch bis Salzburg. Der Günter hat solche Sehnsucht nach ihm! Aber da gibt es ja die Demarkationslinie, hier die Russen, dort die Amerikaner. Kein Durchkommen.

Noch einmal eine Flucht, mit dem Zug, im Gepäcknetz, unter den Sitzbänken. Alles geht gut. Der Sohn ist endlich beim Vater. Der Günter, 17 Jahre jung, ist vor lauter Hunger halb krank. Zur Begrüßungsfeier beim Papa in Salzburg gibt es, und das hat er oft und oft erzählt: zehn Wurstsemmeln und 36 Zwetschkenknödel. Der Hans, der Vater, wird zeitlebens nicht nur Vater, sondern Günters bester Freund bleiben. Und der Vater unglaublich stolz auf seinen Buben.
Hans Praschak hat eine kleine Schneiderwerkstatt eröffnet, Herrenschneiderei. Er heiratet wieder. Seine Frau, eine Schneiderin, wird für den Günter immer die „Minna, die Frau von meinem besten Freund, meinem Vater“ sein. Man wohnt in der Kendlerstraße, und von der Kendlerstraße fährt man mit dem

K-Wagen in die Stadt. Im Bus Richtung Stadt sitzt eines Tages ein Mädchen namens Maria. Der junge Mann am Sitz gegenüber heißt Günter. Er arbeitet in einer Buchhaltung und wird wenige Monate später den Job seines Lebens antreten: als Versicherungsangestellter bei der „Anglo Elementar". Außerdem spielt er Fußball, beim SAK.
Aber jetzt im Moment sitzt er dieser hübschen Maria gegenüber, im K-Bus, und beginnt heftig mit ihr zu flirten. Die junge Dame, ein bisschen älter als er, flirtet zurück. Liebe auf den ersten Blick. Die Maria ist Verkäuferin beim „Stoffwaren-Schweitzer" in der Sigmund-Haffner-Gasse. Die Liebe wächst, 1949 wird geheiratet, in Maria Plain. Da ist schon ein Kind unterwegs. Große Freude. Aber das Kind, große Trauer, kommt tot zur Welt. Der Vater, Günter Praschak, hält es noch in den Armen. Es ist ein Bub, er hätte Günter geheißen.

Fünf Jahre später, da spielt der Praschak für den LASK, wird ihm und der Maria ein Mädchen geboren, die Ulli. Bei der Geburt ist er nicht dabei. Er ist ja Fußballer und mit seiner Mannschaft auf Tournee im hohen Norden. Von der Geburt seines Töchterleins erfährt er aus der Zeitung und ruft sofort seine Frau in Salzburg an: „Ich hab den anderen eine Kiste Sekt zahlen müssen". Warum? Weil es ein Mädchen geworden ist und nicht der nächste Fußballstar.
Die Ulli wird die Liebe zum Papa mit seiner Leidenschaft für den Fußball teilen müssen. Mit den anderen

Kickern und den Fans. Der Papa ist ja ein berühmter Mann. Aber er nimmt sie mit auf den Platz. In Linz, auf der Ehrentribüne, ruft das vierjährige Mädchen, so wie es ihr der Sportdirektor vom LASK eingetrichtert hat, mit Begeisterung: „Praschak vor – noch ein Tor! Praschak vor – noch ein Tor!"

In Salzburg wohnt man in der Ignaz-Harrer-Straße, mit Blick auf die Lehener Gstätt'n. Manchmal sieht die Ulli nur das riesige Foto an der Wohnzimmerwand. Das ist der Papa! Der Papa ist am Fußballplatz. Aber die Ulli darf manchmal sogar „mittrainieren" und zum Beispiel dem Torhütergott Rudi Krammer ein paar Bälle ins Netz schupferln. Als sie sieben ist, will der Papa, Günter Praschak, unbedingt aus seinem Mädel ein Austria-Salzburg-Maskottchen machen. Sie ist sogar bei Spielerversammlungen dabei. Und weiß absolut nicht, warum. Sie weiß nur: Weihnachten ist schön! Da gibt es keine Fußballspiele.
Mit dem Papa und der Mama unterwegs sein – ein wunderbares Erlebnis, wenn er einmal Zeit hat. Da fahren sie mit dem Auto irgendwohin, und während der Fahrt singen sie, zweistimmig. Zum Beispiel Wienerlieder. Und dann hebt der Papa, Günter Praschak, voller Stolz sein Mäderl, beim „Ford-Schmidt" zum Beispiel, auf einen Tisch, und die Ulli singt aus voller Kehle für die Verkäufer und Mitarbeiter das Lied vom „Klan Laternderl". Schöne Erinnerungen an damals, als der Papa schon ein echter Star war. Ein Fußball-Sir.

Dass das nicht immer leicht ist, merkt die Ulli, die Tochter, spätestens, als der Papa, Günter Praschak, bei einem Spiel in Wien mit dem „Rapid"-Torhüter zusammenstößt, der verletzt am Boden liegen bleibt – und für ein wichtiges bevorstehendes Spiel ausfallen wird. Die „Rapid"-Fans hätten den Praschak, den Vater, um ein Haar gelyncht. Nur mithilfe einer Polizei-Eskorte können der Fußballstar aus Salzburg und seine Familie heil aus dem Stadion gerettet und weggebracht werden.
Einmal bricht er sich die Nase, renkt sie sich ein und köpfelt ein Siegestor. Einmal hat er nach einem Zusammenprall ein richtiges Loch im Kopf, verbindet sich das Loch notdürftig, zieht sich einen Strumpf seiner Frau als Schutz drüber. Und spielt weiter. So einer war er, der Praschak.

Wichtig ist, dass er ein Gentleman und ein liebevoller Vater war. Wenn er mit seinen Freunden Billard spielen wollte, hat er die Ulli ins Café Fünfhaus mitgenommen. Das Kind hat brav ihr „Pixi"-Büchlein gelesen. Und der Papa ist immer wieder an ihren Tisch gekommen, nachfragen, ob's ihr eh gut geht. Und ist zurück zum Billardtisch geeilt. Als Opa, später, hatte er endlich mehr Zeit und war unendlich stolz auf die Vanessa, nicht nur weil die als Balletttänzerin gemeinsam mit Placido Domingo auf der Theaterbühne stand. Stolz auf den Marc, der zwar kein Kicker, aber dafür Student der Sportwissenschaft und ein hervorragender Kung-Fu-Kämpfer geworden ist.

Seinem Urenkel, dem Fabian, vor 20 Monaten geboren, hat er noch manches selige Lächeln schenken können. Der Praschak – ein Star, ein Großer, und ein Mensch.
Den Domingo hat er selbst gekannt, der Günter, weil er ja auch die Festspielmannschaft trainiert hat für die legendären Sommer-Matches gegen das Journalisten-Team. Der Brandauer, der Kammersänger Rydl, der Maximilian Schell; mit vielen Großen war er, der Große, per Du, spätestens beim Glas Wein nach dem Spiel. Fußball, Fußball, überall hat man ihn, den Praschak, auf Fußball angeredet, sein Leben lang. Im Café Bazar war er jahrelang der erste Morgengast, hat an seinem Stammtisch, „Säule rechts" heißt das in alter „Bazar"-Sprache, gefrühstückt und die Sportseiten der Zeitungen gelesen. Der Ober Hans, der berühmte „Gschamster-Diener-Küss-die-Handerl-Hans", hat zu ihm einmal gesagt, als der Günter seine Zeche begleichen wollte: „Schon erledigt, Herr Praschak. Das hat der Herr da hint'n zahlt. I' hab's ihm auf die Rechnung g'schrieb'n. Der merkt das eh net!"

Fußball, Fußball – alles dem Fußball untergeordnet. Nicht alles. Seine Arbeit bei der „Anglo Elementar" ist ihm genauso wichtig. Er ist ein Sir auch als Versicherungskaufmann: grundseriös, klug, menschlich, ein Mann mit Handschlagqualität. Immer wie aus dem Ei gepellt! Obwohl er gerne Friedrich Torberg zitiert hat, die Tante Jolesch. „Was a Mann schöner is' als ein Aff', is' a Luxus!" – Er war der Luxus. Ein

Anglo-Elementar-Repräsentant mit Haut und Haar. Und Schlips. Trotzdem muss er und will er auch immer über den Fußball reden. In der Buchhandlung Alpenverlag an der Staatsbrücke gibt es einen fußballnärrischen Chef, dort treffen sich die Fußballer jahrelang so gut wie jeden Tag. Und dann natürlich drüben im Café Glockenspiel, wo der Ober Karl Scherbaum extra einen „Austria"-Stammtisch eingeführt hat. Der Herr Scherbaum, früher selbst Austria-Salzburg-Spieler, ist auch ein begnadeter Seelentröster, wenn ein Spiel verloren gegangen ist. „Das Leben geht weiter, Günter. Das nächste Mal packt's es wieder! Hundertprozentig!"

Die Stationen der großen Karriere – ein wichtiges Stück österreichischer Fußballgeschichte:
1946: Spieler beim SAK, sieben Jahre später: Spieler beim LASK; 1955: zum ersten Mal bei der Austria Salzburg im Einsatz. Dann wieder der LASK, dann wieder die „Austria". – 110 Spiele für die Salzburger Austria im Oberhaus, 36 Tore.
Die Mannschaft bei seinem ersten Spiel für die Violetten: Krammer, Jelinek, Lindner; Dannerberger, Feldinger, Praschak, Minarik, König, Fleck, Hochleitner, Grün. Die Mannschaft bei seinem letzten Match als Spieler der „Austria", 1966: Sükrü, Gegenhuber, Breitenfelder; Kibler, Granzer, Kurz; Praschak, Hirscher, Jung, Furthmayr, Macek.
Danach und schon davor: „Austria"-Trainer, technischer Direktor, Manager; Coach des FC VÖEST.

Aber er bleibt in Salzburg und fährt jahrelang täglich von Lehen nach Linz und zurück. Teamchef der österreichischen Unter-23-Nationalmannschaft. Ganz am Anfang seiner Karriere war er auch ein sehr guter Eishockeyspieler!

Lassen Sie mich aus dem bewegenden Nachruf von Hannes Winkelbauer, selbst erfolgreicher „Austria"-Spieler und dann Sportjournalist bei den „Salzburger Nachrichten", zitieren:
„Praschak war ein Allrounder. Egal ob als Verteidiger, im Mittelfeld oder im Angriff – sein höchstes Bestreben war immer, alles zu geben und alles dem Erfolg unterzuordnen. Oft auch seine Gesundheit … Er hatte eine große Liebe zu jungen Spielern, respektierte aber auch in höchstem Maße die alten. Und er hatte ein ‚gutes Händchen' bei Verpflichtungen. Unter anderem holte er die Topspieler Karl Kodat, Peter Grosser und Horst Hirnschrodt nach Salzburg. – Als Mitspieler und Mensch konnte man sich hundertprozentig auf ihn verlassen. Wer Praschak als Gegner gegenüber stand, musste mit blauen Flecken und Gegentoren rechnen. Wer ihn zum Freund hatte, durfte sich glücklich schätzen."
Nicht zu vergessen, dass er, Günter Praschak, die treibende Kraft bei der Planung und beim Bau des Lehener Stadions Anfang der siebziger Jahre war. Und Existenzretter des Clubs in schweren Zeiten.

Auch die „Austria“-Senioren haben einen kleinen Nachruf geschrieben: „... bei all den Würdigungen – ein Zeitabschnitt darf nicht unerwähnt bleiben: die 35 Jahre ‚Austria‘-Senioren. Günter hat im Jahr 1976 alle ehemaligen Spieler der Austria Salzburg (seiner Zeit) eingeladen, den ‚Austria‘-Senioren beizutreten.
Und, wie konnte es anders sein – er formierte eine Mannschaft, von der er mit Freude und sicherlich mit überzeugtem Stolz behaupten konnte, dass dieses Team nach der Kampfmannschaft und der 1-B die drittstärkste im Lande sei. Wir waren oft zu Spielen bei besonderen Anlässen wie etwa Stadioneröffnungen eingeladen. Höhepunkte waren gewiss die internationalen Turniere in Brüssel, Genf, München, Aosta, in Malta, Sardinien, Budapest und natürlich hier in Salzburg. Wir durften mit den Senioren der besten Clubmannschaften spielen – Anderlecht, Servette Genf, 1860 München.
Dem Alter Tribut zollend, verlagerte sich die sportliche Aktivität auf eine gesellschaftliche. Gemeinsame Ausflüge auf die Bahamas, nach Gran Canaria, Teneriffa, Berlin, London, Lissabon usw. festigten die Zusammengehörigkeit. Darauf hat der Günter immer größten Wert gelegt! Wie auch auf Ordnung, Disziplin, untadeliges Auftreten. Wir trafen uns, seit der Gründung der ‚Austria‘-Senioren regelmäßig beim ‚Haslauer‘, dann beim ‚Kohlpeter‘. Teilnahme war Pflicht. Wer nicht kam, musste einen Straf-Schilling, später einen Straf-Euro in die Gemeinschaftskasse geben. Für unsere Ausflüge ...“

Was er noch geliebt hat? Sauna! Die „Sternsauna“, Volksgartensauna, die Sauna beim „Winkler“ am Wallersee. Internationale Zeitungen lesen, auch wenn er die Sprache nicht gesprochen hat. Die Sportseiten hat er trotzdem studiert. Und daraus für seine Mannschaften gelernt.

*Ach, die Liebe.* Die Liebe hat ihre eigenen Gesetze. Es gibt eine erste große Liebe, es gibt eine zweite, vielleicht letzte große Liebe, es gibt die Liebe zu einem Kind. Manchmal geht die Liebe … und eine neue kommt. Die Liebe bringt Seligkeit und Tränen. Aber es ist die Liebe. Die lässt sich nicht dreinreden. – Die zweite große Liebe, die Liebe in der zweiten Lebenshalbzeit des Günter Praschak heißt Elfi. Mit ihr gibt es auch ein Leben nach dem Fußball. Wandern im Lungau, in den Bergen bei Bischofshofen oder rauf zur Rauchenbichlhütte, zum Waldgasthaus Wartberg; Konzertbesuche, Festspiele.

Oder Schwammerlsuchen und Schwammerlessen. Zum Heurigen gehen und singen. Als die Elfi stirbt, sechs Jahre ist das her, da verliert auch der Günter allmählich den Mut und das Löwenherz. Sitzt noch ganz gerne beim Turl Kibler im Stüberl, lässt sich vom Köpf Peppi mit dem Auto zu den Senioren-Treffen abholen und wieder heimbringen. Lebt mit seinen und für seine „Alten Herren“.

Aber es geht ans Abschiednehmen. Die Zeiger der Uhr, das ist so in jedem Spiel, nähern sich der 90-Mi-

nuten-Marke. Dann der Abpfiff. Keine Verlängerung, keine Nachspielzeit.
Die Betreuerinnen am Schluss heißen Dana und Anna und begleiten ihn liebevoll rund um die Uhr. Ein Dreivierteljahr lang. „Brauch i' net" – seine erste Reaktion. „Ich schaff das allein!" Erst als die Ulli ihm die beiden als „böhmische Köchinnen" ankündigt, willigt er ein. Sie pflegen ihn engelhaft. Er liebt, was sie kochen.
Ein paar Tage vor seinem Tod ist der Hausarzt, Dr. Kalhs, in seiner Wohnung in Lehen und redet leise mit Günters Tochter. Da fällt, so nebenbei, das Wort „Kämpfer … er war immer ein Kämpfer". Genau in diesem Moment öffnet der Günter, Günter Praschak, die Augen und lächelt. Kämpfer. Er hat nie aufgegeben. Der Tod: das war ein Faul-Elfmeter. Ein ungerechter.

Er war kein Kind von Traurigkeit,
er liebte, ja!, das Leben,
zum Lachen, Feiern gern bereit
und herben Wein zur rechten Zeit …
am Spielfeld alles geben!
Ein Kicker, Trainer, Fußballheld –
lasst uns zum Abschied schreiben:
Er war der „Mister Austria"
und wird es immer bleiben!

## *„Ich kann, ich will, ich muss!"*

Verzeihen Sie, wenn ich mit einem ganz persönlichen Satz beginne:
Mein Vater war Maurer – wie Herr Johann Stütz. Meinen Vater hab ich nie kennengelernt, obwohl er die ganze Zeit über so wie ich in Salzburg gelebt hat. Das Wort „Maurer" war mir jahrelang ein eher unangenehmes Wort. Maurer, hab ich gedacht, das sind die, die jeden Tag auf der Baustelle zehn Flaschen Bier trinken, in der Freizeit im Wirtshaus hocken, einen ziemlich rüden Ton draufhaben und irgendwann abhauen und sich nicht um das eigene Kind kümmern.

Jetzt hab ich in den Gesprächen mit den drei Kindern des Herrn Johann Stütz einen Maurer kennengelernt, der ganz anders war, ein einfacher Mann, ein großer Mensch. Und ich wünsche mir, dass mein Vater wenigstens ein bisschen so war wie er, das wäre schon viel.

Es gibt schwere Leben und es gibt sehr schwere Leben. Johann Stütz hatte ein sehr schweres Leben, jedenfalls war die erste Hälfte dieses Lebens sehr schwer. Zur Welt gekommen ist er am 25. Juni 1917 in Untergralla in der Steiermark. Ein Bauernhof, insgesamt 14 Kinder. Eine ärmliche Kindheit in einer kargen, entbehrungsreichen Zeit, der Zeit zwischen den beiden Kriegen.

Man muss sich das vorstellen: kein eigenes Zimmer, kein eigenes Bett, auf dem Heuboden schlafen, aber nicht aus Abenteuerlust, sondern weil es keine andere Möglichkeit gibt. Ein einziges Paar Schuhe, die Winterschuhe, und wenn es nicht gerade eisig kalt ist, laufen die Kinder barfuß zur Schule oder in den Schweinestall oder zum Nachbarhof, wo man bei der Weinlese mitarbeiten kann. Die Mutter Rosa ist wie die meisten Mütter in den kleinen Dörfern: fürsorglich, ganz für den Mann, die Arbeit und die Kinder da. Der Vater wird später sogar Bürgermeister, aber er ist kein Meister im Umgang mit der Familie. Im Gegenteil. Wie auch immer. Friede seiner Seele.

In den warmen Monaten keine Schule – das klingt gut, heißt aber für die Kinder, für Johann zum Beispiel Arbeit, Arbeit, Arbeit. Beruf, einen richtigen Beruf kann man so nicht erlernen, Handlanger kann man sein, einmal hier, einmal dort zupacken.

Dann kommt der Krieg. Da sind Burschen, die zupacken können, die von Tieren was verstehen, von Pferden besonders, natürlich gefragt. Johann Stütz kann das alles. 1938 wird er eingezogen und betreut unter anderem die Pferde der Vorgesetzten. Er könnte beim Heer eine kleine Karriere machen. Aber er macht sie nicht um jeden Preis. Er hat, und das macht ihn zum besonderen Menschen, seinen Kopf und seine Moral und sein Herz. Er ist der Beste bei den Schießübungen, aber auf Menschen schießt er nicht, auch wenn es Befehle gibt. Kriegsgefangene in Russland erschießen, das ist ein Befehl. Johann Stütz macht es nicht. Riskiert einige Male sein Leben, kommt selbst in Gefahr, erschossen zu werden, aber er hat seine Wertvorstellungen, seine Idee vom Menschsein. Viel später dann, drei Wochen vor Kriegsende, desertiert er. Er hätte Menschen erschießen müssen, Gefangene. Er hat es nicht getan.

Aber noch sind wir mitten im Krieg, 1941. In Russland wird der Gefreite Johann Stütz schwerst verwundet. Eine Granate reißt ihm den Bauch auf und fetzt ihm einen Teil der rechten Hand weg. Man hat ihn schon aufgegeben, er liegt in der Leichenhalle. Aber irgendetwas in ihm beginnt zu kämpfen. Er ist stärker als der Tod, der schon ungeduldig auf ihn wartet. Johann Stütz gibt Lebenszeichen von sich; man hat ihn – wenn man das so nennen will – operiert, notdürftig zusammengeflickt. Und weil es zu wenig Morphium im Lazarett gibt, kriegt er alles bei vollem Bewusstsein mit. Diese Schmerzen! Aber er gibt nicht auf. Er hat einen Leitsatz fürs Leben: „Ich kann, ich will und ich muss!"
Johann Stütz überlebt. Er könnte jetzt, Invalide, der er ist, dem Heer den Rücken kehren, sich ins Privatleben zurückziehen, und jeder hätte Verständnis. Aber er bleibt. Noch immer nicht genug vom Krieg? Doch, natürlich. Es gibt einen anderen Grund, warum er bleibt. Der Grund heißt Ernst und ist Johanns kleiner Bruder, der Lieblingsbruder.

Es besteht so eine Verordnung damals: wenn zehn Männer einer Familie im Kriegseinsatz sind, müssen die anderen nicht einrücken. Der Nächste wäre der Bruder Ernst gewesen. Seinetwegen bleibt er, setzt sich neuerlich diesen Gefahren aus, er, Johann Stütz, ein halber Krüppel mit zerschossener Hand. Die letzten Splitter von damals hat man ihm erst vor ein paar Jahren, mehr als 60 Jahre später, aus dem Arm operieren können. Damit dem gesunden Bruder Ernst in diesem Krieg kein Leid geschehen kann, bleibt Johann beim Heer. Er wird im Heimatdienst eingesetzt, bis er schließlich, drei Wochen vor dem Ende, das Gewehr fallen lässt, weil er nicht schießen, niemanden erschießen will. Aber dann ist der Krieg ohnehin vorbei. Solche Geschichten sind selten, wer setzt schon freiwillig sein Leben dermaßen aufs Spiel für seinen Bruder? Heilige vielleicht und Menschen wie Johann Stütz, „Häusler-Bua", Handlanger, Kriegsinvalide.

Während der Kriegsjahre hat er auch geheiratet, ein typisches Kriegsehen-Schicksal; man hat sich nicht wirklich gut gekannt und man hat nicht gewusst, ob und wann es ein Wiedersehen gibt. Zwei Jahre nach Kriegsende ist diese erste Ehe zu Ende.

Dann verschlägt es Johann Stütz aus Untergralla, das ihm keine richtige Heimat mehr ist, in die Nähe von Salzburg, nach Hallein. Er erlernt den Beruf des Maurers, findet eine neue Liebe, Josefine mit Namen, und erwirbt in Grödig ein kleines Grundstück. 1952, da ist das Töchterchen Evi zwei Jahre alt, übersiedelt man in das selbst gebaute Haus in Grödig. Haus ist ein zu großes Wort. Es ist ein Behelfsheim, fünf mal vier Meter im Grundriss. Aber Johann Stütz baut und baut daran herum, bis es ein Einfamilienhäuschen wird. Die Einfamilie besteht bald aus den Eltern und drei Kindern; nach der Evi kommt 1954 der Wolfi, 1958 die Lisi zur Welt. Der Vater, trotz seiner kaputt geschossenen Hand, baut zum ersten ein zweites Häuschen dazu.

40 Prozent Kriegsinvalidität hat man ihm zugeschrieben. Aber was nützt das. Er will sich nicht auf seine Verwundungen ausreden und Mitleid heischen, er muss arbeiten. „Ich kann, ich will und ich muss!“ Johann Stütz hat einen eisernen Willen, er liebt seine Familie und er ist ein tüchtiger Maurer. Einer, der nicht zehn Flaschen Bier am Tag trinkt, der nicht an den Stammtischen sitzt, der keine rüden Sprüche nötig hat. Weil man drüben in Bayern als Maurer besser verdienen kann, arbeitet er halt drüben in Bayern, in Berchtesgaden, Bad Reichenhall oder Bayrisch-Gmain. Nie zu weit weg, er will immer am Abend zur Familie heimkommen.
Johann Stütz ist ein Meister in der Handputztechnik, kann trotz der Kriegsverletzung perfekt mit der Maurerkelle den Mörtel an die Wand werfen, mit Wucht und Geschick. In München könnte man noch mehr verdienen, aber die dortigen Bautrupps verwenden

dreimal so große Kellen und einer mit kaputter Hand schuftet sich halbtot dabei. In München ist er nicht lange geblieben. Außerdem wäre München sowieso zu weit weg gewesen von der Familie.
Mit 57 geht Johann Stütz aus gesundheitlichen Gründen in den Ruhestand, aber er macht weiter, bessert sich die geringe Pension mit Pfuscharbeiten auf; bis zu seinem 74. Lebensjahr ist er mit der Kelle und seinem großen Können im Einsatz.

München ist übrigens das fernste Ziel, das Johann Stütz – den Krieg ausgenommen – erreicht hat. Die weite Welt hat ihn nicht gereizt. Seine Welt war die Familie. Geld hat's nie viel gegeben, und wenn er ein bisschen mehr verdient hat, zum Beispiel weil er der Geschickteste war beim Montieren von Heizkörpern, dann hat er das Geld weitergegeben, den Kindern, den Enkelkindern, der Mutter in der Steiermark. Man wird auch mit wenig glücklich. Am Sonntag das Schweinsschnitzel, vom Vater eigenhändig dünn geklopft und zubereitet, war schon was Paradiesisches. Am Samstag hat er noch den ganzen Tag gearbeitet, aber der Sonntag war ein Festtag.
Später, als ein bisschen mehr Geld hereinkam, gab's zum Schnitzel auch Wein, eine Flasche „Luttenberger", ein Spitzenwein. Und Ausflüge an den Mondsee, ins Bluntautal, einmal auf den Großglockner. Urlaub mit Übernachten gab es höchstens bei der Verwandtschaft in der Steiermark.

Ganz früher gab's überhaupt nichts „Außertürliches". Wein zum Beispiel nur zweimal im Jahr, zu Ostern und zu Weihnachten. Und weil man für zwei Flaschen pro Jahr keinen eigenen Stoppelzieher braucht, hat Johann Stütz den Korken immer mit einem Kochlöffel ins Flascheninnere gedrückt. Einmal so heftig, dass der Flaschenboden durchgebrochen ist. Da hat man endlich diesen seltenen Luxus auf dem Tisch – und dann rinnt der köstliche Wein über die Tischplatte davon und tropft zu Boden.

Der Maurer Johann Stütz aus Untergralla hat es mit seinen Händen, mit seinem starken Willen und seinem großen Herzen geschafft, seiner Familie eine Heimat zu schenken. In aller Kargheit: Geborgenheit und Glück. Den „Häusler-Buam", der bettelarm, ein bisschen Werkzeug im Rucksack, sonst nichts, im Salzburger Land angekommen war, hat man die Armut oft spüren lassen. Aber er hat nicht aufgegeben. Als er, viel später dann, mit dem ersten Mercedes in Grödig vorgefahren ist, haben die anderen geschaut. „Der im Mercedes!?!" Das war ihm eine Genugtuung, das kann man verstehen. Auch die guten Anzüge, die perfekte Kleidung waren ihm wichtig. Er war wer. Und vor allem, ob das die anderen merkten oder nicht, er war ein Mensch.

Die Pension hat er genossen, für die Enkelkinder war er immer da. Hat alles gegeben, mit Freude, und war stolz, dass aus allen, den Kindern und den Enkel-

kindern, was geworden ist. Lauter brave Kinder! Die Enkelkinder haben alle maturiert, studiert. Dafür hat er gelebt. Das hat ihn zufrieden gemacht.
Als seine geliebte Frau 1995 starb, hat ihn das tief getroffen. Aber dann ist die Lisi, die Tochter, mit ihren beiden Kindern bei ihm im Grödiger Haus eingezogen, und aus dem Opa wurde ein leidenschaftlicher Ersatzvater. Sie haben ihn gebraucht, und er war glücklich. Als der Florian zur Welt kam, das Urenkerl, vor 14 Monaten, war das die Glückseligkeit für ihn. So wie Schwammerlsuchen die Glückseligkeit für ihn sein konnte und seine in manchen Jahren mehr als hundert Rosenstöcke im Garten.

Eine Geschichte hab ich mir aufgehoben, weil sie alles sagt über diesen Menschen Johann Stütz. Als 1964 der Vater in Untergralla starb, sollte der Bauernhof, weil so viele Geschwister da waren, zerstückelt und aufgeteilt werden. Der Johann, der damals weiß Gott kein Geld hatte, ist aus eigenen Stücken und weil er ganz einfach so ein Mensch war, von seinem Erbe zurückgetreten. Für den Bruder, den Ernst. Das hat auch die anderen Geschwister bewegt; sie haben ebenfalls verzichtet, und Johanns Lieblingsbruder konnte den Hof übernehmen und weiterführen. Nichts haben und trotzdem so viel geben. Es gibt nicht viele solcher Menschen.

Manchmal bekommt man ja, wenn man gibt, etwas zurück. Irgendwann, auf wunderbaren Wegen. Da war ein kleiner Bub in Grödig, früher einmal, Adrian, der immer das „Rupertusblatt" ausgetragen hat, und Johann Stütz hat dem Buben stets ein bisschen Geld gegeben. Der Bub von damals ist Mediziner geworden, Dr. Spechtler, und hat als Hausarzt vieles zurückgegeben, indem er sich liebevoll jahrelang um Johann Stütz gekümmert, ihn in seiner Krankheit begleitet und alles versucht hat, ihm zu helfen, ihn immer wieder auf den Damm zu bringen. Den 91. Geburtstag am 25. Juni hat Johann Stütz noch mit den Seinen feiern können.

Die letzten zwei Wochen hat auch die Ärztekunst nichts mehr vermocht, da ging es um das Abschiednehmen. Die Familie war rund um die Uhr bei ihm, der Anifer Arzt Dr. Krüger, erfahren in der Palliativmedizin, hat zusätzlich die Familie unterstützt. Die Kinder, die Enkel, vor allem auch die Schwägerin Angela sind am Krankenbett gesessen, haben den Vater, den Großvater gestreichelt und ihm die Hand gehalten. Gestorben ist Herr Johann Stütz am 8. Juli, am Geburtstag seines Sohnes Wolfgang – eine ganz besondere Hofübergabe vom Vater an den Sohn.

Mein Vater war Maurer. Ich hab ihn nicht gekannt; wenn er nur halb so ein Mensch wie Johann Stütz gewesen ist, dann bin ich für alle Zeiten mit ihm versöhnt. Das Wort „Maurer" sprech ich von heute an, an Herrn Johann Stütz denkend, nur mehr mit großem Respekt aus.

## *„Die Kinder wurden groß und gingen fort ...“*

Der Satz stammt von Adalbert Stifter, aus seiner Erzählung „Der Waldgänger“ aus dem Jahr 1846, anno Schnee. Die Geschichte spielt, und deshalb erwähne ich sie, unter anderem genau dort, wo Leopold Weidingers Leben begann, im Mühlviertel. Einmal heißt es in diesem Text, in den Naturbeschreibungen des Adalbert Stifter: „Er schaute noch einmal in das hinter ihm befindliche unscheinbare, in beginnendem Regenwetter liegende Land zurück und stieg dann in das Rinnsal des abwärts führenden Tales hinein, das die Leute den Haselgraben nennen.“ Und ein paar Zeilen weiter: „Sie kamen an dem Schlosse vorüber, das aus dem edelsteinfunkelnden Laubdache mit seinen alten Mauern und mit dem finstern, runden Turme in die Tiefe hernieder schaut.“

Der Haselgraben, die Burg Wildberg, im Mühlviertel, nicht weit weg von Linz. Leopold Weidingers erste Heimat. Heute führt der Adalbert-Stifter-Wander-Weg mittendurch, mitten durch die Erinnerungen. Die Kinder wurden groß und gingen fort.

Zehn Kinder sind es, im wirklichen Leben, Vater, Mutter, zehn Kinder, eines davon heißt Leopold und erblickt am 19. Oktober 1936 das Licht der Welt. Eine Adalbert-Stifter-Welt? Reine Idylle? Sicher nicht. Das Leben im Haselgraben ist hart, karg, schwer. Zehn Kinder. Da muss jeder schauen, wo er bleibt. Zur Schule geht man eine Stunde lang, fast das ganze Jahr über in kurzen Hosen; im Winter versinkt so ein Knirps wie der Leo wie alle anderen Kinder bis zu den Knien im Schnee. Wenn man heimkommt von der Schule, wird man zum Nachbarn geschickt, zum nächsten Bauern, zum Arbeiten. So richtig was lernen, eine Berufsausbildung absolvieren – das ist nicht drin. Geld verdienen heißt die Devise.

Die Kinder wurden groß und gingen fort.
Leopold Weidinger verlässt die Heimat, den Haselgraben, die Wildberger Gegend, und es fällt ihm nicht leicht. Er wird auch später immer wieder zurückkommen, heimkommen, seine Lieben besuchen, Mühlviertler Luft einsaugen. Wie es auch, hundert Jahre vorher, Adalbert Stifter immer wieder hierher gezogen hat, getrieben von der „Sehnsucht nach Höhe, Weite, nach reiner Luft und edlem Wasser". Aber es hilft nichts. Jetzt muss Geld verdient werden. Der Leo geht in die Stadt, nach Linz, arbeitet unter anderem in der Schiffswerft, und das ist wahrlich nichts für wehleidige Knaben. Ein rauher Wind weht an der Donau.

Ein rauher Wind weht auch beim Bundesheer in Salzburg, wohin es ihn ein paar Jahre später verschlägt. Aber wenigstens ein Beruf, wenigstens auf eigenen Beinen stehen können. In der Schwarzenbergkaserne in Siezenheim fängt Leopold Weidinger in der Küche an, lernt rasch und bewährt sich als einsatzfreudiger, talentierter Küchenhelfer, Koch, Mann für alles Küchen- und Kantinenmäßige.

In Salzburg, und jetzt fällt ein dicker warmer Sonnenstrahl in sein Leben, lernt er eine bildhübsche Frau kennen; sie ist ein paar Jahre älter als er, arbeitet beim Landesgendarmeriekommando und wohnt nicht weit von der Kaserne entfernt; in der Walserfeldsiedlung.

Sie heißt Pauline, Paula, und hat einen Buben, den Reinhold. Der ist neun, grad einmal vierzehn Jahre jünger als dieser Herr Leo aus der Kaserne, den sie eigentlich Jimmy nennen, weil in der Kaserne jeder irgendeinen halbwegs spannend klingenden Namen trägt: Johnny, Joe, Jimmy. Der Jimmy … nein, der Leo verliebt sich Hals über Kopf in diese wunderbare Frau, und den Buben, den Reinhold, mag er auch auf Anhieb. Auch wenn der manchmal ein bisschen bockig daher kommt. Jetzt soll er seine Mutter mit einem anderen teilen?

Außerdem gibt es die Großeltern, die auch in derselben Wohnung leben. Braucht man da einen zusätzlichen Menschen? Die Paula braucht ihn, und der Leo braucht die Paula. In der Innsbrucker Bundesstraße gibt es ein kleines Lokal, das „Laterndl“, und dort leuchtet den beiden an manchem Abend der Glücksstern. Eine Liebe, die wirklich in den Himmel wächst. Im Sommer 1960 wird geheiratet.

„Erweiterter Haushalt“ heißt das. In Walserfeld wohnt man jetzt zu fünft in einer nicht allzu großen Wohnung.
Aber einer, der neun Geschwister hatte, hat wohl nirgendwo auf der Welt Platzangst, Raumprobleme. Außerdem hat der Leo einen VW-Käfer und fährt damit die ganze Familie in der Weltgeschichte herum. Seine Liebste, den Sohn, die Schwiegereltern. Zeigt ihnen seine Heimat im Mühlviertel oder chauffiert alle in die Heimat des Schwiegervaters ins Innviertel. Fünf Leute in einem Käfer, stundenlang, die längsten Strecken. Das schweißt zusammen!
Er macht es mit Freude, er hat die „neue Familie“ von Herzen gern. So verschlossen er sein kann, fremde Menschen betreffend, so offen und liebevoll ist er den Seinen gegenüber. Um die Schwiegereltern kümmert er sich, als wären es die eigenen Eltern. Hilfsbereit ist er, für alles zu haben, immer zur Stelle.

Die Paula, und das ist die reine Wahrheit, ist ein Segen für den Leo. Jetzt kriegt er so richtig Boden unter den Füßen. Jetzt eröffnen sich (das kann die Liebe und nur die Liebe) ganz neue Perspektiven, auch beruflich. Leopold Weidinger lässt das Bundesheer links liegen, den rauhen Wind, das rauhe Klima, und wechselt ans Landeskrankenhaus; fängt als Träger an, arbeitet sich hoch, wird schließlich in der Christian-Doppler-Klinik beim „Zentralröntgen“ angestellt.

Dort ist er nicht nur für die präzise Entwicklung der lebenswichtigen Röntgenbilder und -filme zuständig, sondern wird rasch eine unverzichtbare Stütze für die diversen Ärzte, Primarii. Wenn diese ihre Fachreferate vorbereiten, kommen sie immer zum Leo, zu Leopold Weidinger. Der fotografiert dann nach deren Wünschen entsprechende Abbildungen aus Büchern, zur Bebilderung kluger Vorträge.
Er erledigt diese Aufgaben zur vollen Zufriedenheit seiner Chefs, mit großem Engagement. Schaut nicht auf die Uhr, arbeitet einfach. Oft genug kommt er erst um Mitternacht nach Hause – und ist um fünf in der Früh wieder in der Klinik, bei der Arbeit.

Wenn man schon berufsmäßig mit der Kamera umzugehen lernt, dann kann man das ja auch im Privatleben nutzen. Leopold Weidinger wird ein aufmerksamer, unermüdlicher Chronist mit dem Fotoapparat. Er knipst mit Leidenschaft und beachtlichem Können die Familie, die Natur, einfach alles, was ihm unterkommt, was seine Augen und sein Herz bewegt. Die Fotoalben, die geblieben sind, Gott sei Dank geblieben sind, stapeln sich heute meterhoch, und die Dias füllen, fein geordnet, etliche Koffer.

Noch einmal zurück, fast an den Anfang der Liebesgeschichte. Fünf Menschen, drei Generationen in einer nicht rasend großen Wohnung. Irgendwann muss man da wieder neue Pläne schmieden. Paula und Leo verlegen 1962 ihr privates Glück aus dem

Walserfeld nach Lehen, in die Schumacherstraße, acht Jahre später nach Liefering.

Von der Lehener Wohnung aus, und das imponiert auch dem Reinhold, der bei den Großeltern bleibt, um die Schule in Walserfeld abschließen zu können, sieht man auf den Rasen des Lehener Stadions. Von hier aus kann man die Meisterschaftsspiele anschauen, ohne einen Groschen dafür zahlen zu müssen. Die Fußballgötter der Austria Salzburg damals heißen: Rudi Kramer, Adi Macek, Günter Praschak. Der Reinhold ist oft bei den Eltern auf Besuch.

Pauline Weidinger arbeitet nach dem Landesgendarmeriekommando beim Arbeitsamt und kommt schließlich auch an die Doppler-Klinik, in die Röntgenabteilung. Paula und Leo teilen fortan Tisch und Bett und Röntgenapparate und sind sehr glücklich dabei. Die Wohnung in Liefering, in der Besserabierstraße, wird für die beiden mehr als ein Zuhause; sie wird eine Heimat, für die Paula ein Vierteljahrhundert, für den Leo beinahe vierzig Jahre lang. Bis fast zuletzt schaut er auf diese Heimat, lässt immer wieder renovieren und ausmalen und verschönern. Auch wenn es ohne Paula nur halb so schön sein kann. Zu beglückend waren die Zeiten mit ihr.
Geduld ist nicht unbedingt seine Stärke, er kann auch im Eifer des Gefechtes mit Worten verletztten. Aber der Leo, und das weiß nicht nur die Paula, ist – bei aller Herbheit, bei aller Sperrigkeit – eine weiß Gott

gute Seele, eine Seele von einem Menschen. Mit ihm zu diskutieren ist nicht immer leicht, von ihm verwöhnt zu werden ist ein Geschenk. Und seine Geschenke sind großzügigst. Die Paula weiß genau, wie sie mit ihm umgehen muss. Sie führt ihn mit zärtlicher Hand durchs mitunter rauhe Leben.

Und die Kinder wurden groß und gingen fort. Irgendwann, nach dem Studium, verlässt der Reinhold Salzburg und findet seine Heimat im Lungau. Gründet eine Familie, wird Vater von zwei wunderbaren Kindern, der Barbara, dem Bernhard. Die Großeltern, die Paula und der Leo, lassen keinen Augenblick ungenützt, sind bei ihren Lieben, so oft es möglich ist. Als da ein Haus gebaut wird, ist der Leo in jeder freien Minute dabei, buddelt und schaufelt, dass es nur so eine gebenedeite Freude ist.
Wenn er nicht arbeitet, spielt er beispielsweise Schach. Das bringt er auch dem Reinhold bei und spielt mit ihm manche Partie. Die Barbara, die Enkelin, als die noch klein ist, lernt von ihm das Pfeifen. Das Grimassenschneiden. Faxenmachen. Fröhlichsein. Und der Bernhard vieles über die Natur, die Tiere, die Pflanzen. Wenn der Opa im Lungau ist, nach langen, lehrreichen Spaziergängen durch die Gegend, schläft der Bernie nachts mit dem Hut vom Opa am Kopf. Dass alles in seiner Erinnerung, dass so viel wie möglich vom Opa in seiner Welt bleibt. Dieser „Waldgänger“ von Adalbert Stifter aus der Mühlviertler Gegend öffnet auch einem Buben den

Blick für die Schönheit der Natur. „Er hatte weiße Haare, ein freundliches Gesicht und immer den breiten Hut auf, den wir schon nirgends mehr viel sehen …“, schreibt Stifter.

An den Wochenenden sind die Barbara und der Bernhard auch gerne bei den Großeltern in Salzburg; die spazieren mit den beiden dann an den Salzachsee oder fahren mit ihnen nach Linz, in die Grottenbahn. Oder in Leos Heimat, ins Mühlviertel, Haselgraben, Ruine Wildberg. Dann kocht der Opa auch noch so gut: Knödel, Bratl, geröstete Leber. Den Teig für die geliebten Strudelspeisen aller Arten rollt und zupft er noch eigenhändig aus. Und ist glücklich, wenn seine Lieben um den Esstisch sitzen.
Was er noch mag? Langlaufen, Reisen nach Frankreich, Holland, Italien, alles mit seiner Paula natürlich. Musik hört er gerne, klassische Musik vor allem. Die Paula, seine große Liebe, hat ihm die Tür in dieses Paradies geöffnet: gemeinsam Musik hören – Symphonien, Konzerte, Opern. Als sich der Reinhold und die Seinen mit entwicklungspolitischen Weltthemen beschäftigen (und sie machen das bewundernswert engagiert), lernt der Leo auch die lateinamerikanische Musik schätzen. Musik wie die „Missa Creola“ zum Beispiel.
Als vor 13 Jahren die Paula stirbt, seine Paula, bricht für Leopold Weidinger eine Welt zusammen. „Was fang ich jetzt an?“, fragt er, traurig und hilflos. Und immer wieder, bis zuletzt: „Was hätt’ die Paula jetzt

g'sagt?" oder „Was hätt' die Paula jetzt g'macht?" Die Paula ist immer in seinen Gedanken und in seinem Herzen. Gut, dass er seine Familie hat, die Lungauer und die Mühlviertler Familie, den Reinhold, die Enkelkinder, die Geschwister, die Tilly und die anderen. Und Freunde, Nachbarn wie die Hartls, die ihn einmal sogar zu einem Segeltörn mitnehmen, raus aus der Traurigkeit, hinein ins warme, sonnige Leben. – Aber so ganz ohne Paula?
Wenn jemand von den Seinen auf Besuch kommt, ist er selig, dann kocht er auf oder lädt beim „Stiegl" oder beim „Kohlpeter" zum Essen. Und es vergeht kein Treffen, bei dem er nicht von der Paula spricht. „Was würd' die Paula jetzt sagen?"

Dass er die jahrelange Dialyse, dreimal die Woche, ausgehalten hat, ist sehr zu bewundern. Dass seine Schwester, die Tilly, so oft aus dem Mühlviertel nach Salzburg gekommen ist, zu helfen, wo es was zu helfen gab, hat ihn glücklich gemacht. Alle Besuche, von allen Familienmitgliedern. Dass er Ärzten gegenüber nicht nur Loblieder gesungen hat – „Die bringen nix weiter, die Deppen" –, kann man ihm, der mit der Ungeduld im Herzen zur Welt gekommen ist, am Ende des Lebens wahrlich nicht übelnehmen. Dass er am Schluss, in diesen sieben Wochen Krankenhaus, nur den einen Wunsch hatte: „I' wüü' da aussi!" ist mehr als verständlich.
Am Donnerstag letzter Woche hätte er „aussi" können, da war alles organisiert für ein betreutes Leben

daheim, in der Bessarabierstraße, dort, wo diese Stapel voller Bilder warteten, die Opernklänge, die Konzert-CDs. Die innigen Erinnerungen. Der Reinhold hat Gott und die Welt in Bewegung gesetzt, um dieses Heimkehren zu ermöglichen. Wenige Stunden, bevor es soweit gewesen wäre, heute vor einer Woche, bei Tagesbeginn, ist Leopold Weidinger gestorben.

Die Eltern werden alt und gehen fort.

## *Der Höllbacher, sein Zahn und ich*

Lieber Franz,

was war das für ein wunderschöner Abend, letzte Woche, am Mittwoch! Wir waren bei Euch, ein kleiner Kreis; ihr, Du und die Hilde, habt uns bewirtet wie man Freunde bewirtet und wir haben das Fest Mitte November besprochen. Euer Fest, Dein Fest – „30 Jahre Kreis Teilen".
Auch die Anna war dabei, Anna Avellaneda, die Sängerin und Gitarristin aus Argentinien, die bei diesem Fest mitmachen wollte, mitmachen wird. Du hast sie erst ein paar Tage vorher kennen gelernt und hast, in unserer kleinen Runde, bei Tisch, geschwärmt von ihr und ihrer Musik, von der CD mit ihren Liedern, die Du im Ohr und im Herzen gehabt hast. Das Lied von der „Dankbarkeit" zum Beispiel.

Dann bist Du, als wolltest Du einen Toast aussprechen, aufgestanden und hast in Deiner – verzeih mir – liebenswürdig-umständlich-bedächtigen Art zur Anna gesagt: „… und es wäre sehr schön, wenn diese Begegnung veredelt werden könnte, indem wir von einem Sie in ein Du übergehen." Dann habt ihr Euch das Bruder-Schwester-Küsschen gegeben. Und das alles war, ich kann es nicht anders sagen: bezaubernd. Du warst voller Freude und Vorfreude auf das Fest, hast uns die Bilder gezeigt, die Du für die Präsentation im November ausgesucht und vorbereitet hast und uns ein bisschen mehr über die Projekte, die ihr so großartig unterstützt, erzählt. Da lag Magie in der Luft. Freude ist eine Tür, die in den Himmel führt. Diese Freude war in Dir an diesem Abend.

Franz. Du warst der Erste in unserer Klasse, der seinen Vater verloren hat. „Der Vater vom Höllbacher ist gestorben, ganz plötzlich, das Herz!“ Da waren wir in der Ersten-Gymnasium und Du warst noch keine elf Jahre alt.
Aber da gab es ja noch Deine Mutter, die Mary. Beim Höllbacher zur Geburtstagsfeier eingeladen zu sein, oder sonst zu einem Ereignis, war eine Ehre und eine Freude. Das waren jedesmal unvergessliche kleine Feste! Die Mary hat auf uns alle geschaut.
Bei so einer Geburtstagsfeier für Dich, Franz, hab ich zum ersten Mal in meinem Leben Shrimps gegessen, und erst nachher erfahren, dass diese rosaroten wurmartigen Gebilde Shrimps gewesen sind. Ein eigenartiges Erlebnis. Aber Geburtstage und Feste beim Höllbacher in Taxham waren immer was ganz Besonderes.

Du bist ein sehr guter Schüler gewesen. In einigen Jahresberichten des Humanistischen Gymnasiums aus den sechziger Jahren, unserer Zeit, prangt vor Deinem Namen das Sternchen für „Vorzugsschüler“. Du warst ein guter Sportler und bist es geblieben, was nicht alle von uns so konsequent geschafft haben.

Wenn wir uns in den letzten Jahren getroffen haben, der „harte Kern“, die in Salzburg verbliebenen Mitschüler von damals, zum Ältere-Herren-Treffen im „Stiegl“ oder im „Pitter“, bist Du immer mit dem Fahrrad gekommen. Bist jeden Tag mit dem Rad von Taxham in die Faberstraße zur Arbeit gefahren. Und ein paar Mal im Jahr – wir hätten das viel öfter machen sollen – zu unserer Runde. Dann haben wir ein, zwei Bier getrunken, über Gott und die Welt geredet; Du gerne über Deine Reisen und Deine Familie, mehr jedenfalls als über die Arbeit; und dann sind wir wieder nach Hause gegangen, gefahren. Du aber bist oft weitergeradelt, zum Turnen oder auf eine Tennispartie.

Die Musik hat uns verbunden, in unserer Schulzeit. Du hast das Orff-Instrumentarium beherrscht, die Xylophone und Pauken aus dem Schatzkasten im Musikraum des Herrn Professor Moder.

Außerdem und vor allem waren wir Hirtenkollegen. Hirtensänger beim Salzburger Adventsingen im Großen Festspielhaus. Jost, Höllbacher, Müller. Nur wir drei. Manchmal haben wir drei unseren Mitschülern im Advent manche Unterrichtsstunde verkürzt, wenn uns zum Beispiel der Isnenghi, der Griechisch-Professor, aus den Bänken gerufen hat: „Hirten, an die Tafel!“
Dann haben wir, der Jost, Du, Franz, und ich, alle Lieder, die wir halbwegs kannten, rauf und runter

gesungen, mit sämtlichen Strophen und so langsam, dass für den eigentlichen Unterricht geschweige denn für Prüfungen keine Zeit mehr blieb. „Kindsköpfe!“, hat der Isnenghi manchmal gesagt. Du, Franz, warst einer von den frommen adventlichen Kindsköpfen. Von den Mitschülern für tatkräftiges „Hinauszögern der Stunde durch Gesang“ geliebt.
Einmal hab ich Dir beim Adventsingen im Festspielhaus, unabsichtlich, mit dem Hirtenstab einen Zahn ausgeschlagen. Beim heimlichen, aus lauter Hirtenübermut vollzogenen und vom Publikum nicht bemerkten Pfitschigoggerln mit unseren Stöcken und den eigens mitgebrachten Kastanien, quer über die große Bühne. Du hast mit keiner Wimper gezuckt und die Vorstellung samt Text und Lied zu Ende gespielt. Trotz Zahnlücke. Vielleicht war das mit dem Hirtenstab auch der Jost, aber ich hab eine Adventgeschichte daraus gemacht, und als Du die vor zwei Jahren zum ersten Mal gehört hast, hast Du herzlich gelacht. „Der Zahn vom Höllbacher“ heißt die kleine Geschichte. Und der letzte Satz: „Und wir drei, der Höllbacher, sein Zahn und ich, werden gebenedeit sein in alle Ewigkeit!“

Du hast Dich nicht nur mit großem Engagement, mit Deinem Herzen und voller Bescheidenheit nach außen, um Deine, Eure Projekte für Menschen in Afrika, Südamerika, Indien gekümmert. Du hast zum Beispiel auch das Helga Treichl Hospiz für unheilbar kranke, sterbende Menschen mit Geld und Deiner

Aufmerksamkeit unterstützt. Hast viele Veranstaltungen besucht, bist einer der Treuesten gewesen. Einer der treuesten Freunde.
Deine Freude bleibt im Gedächtnis, die Freude, die Vorfreude. Und für mich dieser bezaubernde letzte Abend, drei Nächte und zwei Tage vor Deinem Tod.

Nimm Dich in Acht, Franz, vor den Heiligenstäben! Dich und Deine Zähne! Dort, wo Du jetzt bist, soll es nur so wimmeln von Heiligenstäben. Und sag denen da oben, den Heiligen, Seligen, Fröhlichen, mit diesem Lächeln vom Mittwochabend, dass es sehr schön wäre, wenn diese Begegnung veredelt werden könnte, indem ihr da droben gleich von einem Sie in ein Du übergeht. Sag es in Deiner – verzeih mir – liebenswürdig-umständlich-bedächtigen Art.

Sie werden Dich lieben. Wie wir Dich geliebt haben. Und Dich immer lieben und schätzen werden.

Franz, Danke für alles.

## *Der kleine Stern am Nachthimmel*

Was wäre die Welt, unsere Welt, ohne die stillen, sich bescheiden im Hintergrund haltenden Menschen? Ein lauter, vor sich hin plappernder, sich selbst sehr wichtig nehmender Planet. Die Ruhepole sind bedeutsam. Die blassen Sterne zwischen den unendlich hellen. Die, die man erst beim zweiten Hinschauen so richtig wahrnimmt.

Es gibt Menschen, die reden, und es gibt Menschen, die zuhören, die ein bisschen lächeln allenfalls und mit dem Kopf nicken. Sich nicht groß zu Wort melden. Die einfach da sind. Es ist so wie in der Musik: wo es Töne gibt, muss es auch die Pausen geben, das Innehalten, die Stille, das Schweigen. Sonst kämen die Melodien nicht zu ihrer Wirkung. Im turbulenten Lebensalltag fallen die leisen Menschen vielleicht nicht richtig auf. Aber wenn so ein stiller Stern verlischt, vom Himmel verschwindet, dann fehlt er. Dann fehlt diese blasse, sanfte Schönheit. Dann fehlt ein Schweigen, dann fehlt das kleine Lächeln. Und es fehlt so sehr, dass die „harmonia mundi", die Harmonie des Weltgefüges für einen Augenblick oder länger aus den Fugen gerät.

Frau Anna Eder, geborene Hildwein, war so ein Mensch, eine Zuhörerin, die Stimme der Stille im Weltenlärm. Wenn man gefragt hat: was wünschst du dir, hat sie gesagt: ich bin zufrieden so wie es ist.

Wovon träumst du, wonach hast du Sehnsucht – dann hat sie nur gelächelt. Dass es der Familie gut geht. Der erste, der einzige Wunsch. Und wenn du im Toto gewinnst, denn Toto hat sie nicht bloß einmal gespielt … dann hätte sie alles der Familie gegeben, den Kindern, den Enkeln.

Und dir selber? Aber da wäre nur ein Lächeln zurückgekommen. Anna Eder ist mit ihrem Leben, so wie es war, im Einklang gewesen.

Wie wird man so ein stiller, selbstloser, bescheidener Mensch? Durch Lebenserfahrung? Könnte man überhaupt ein anderer Mensch, ein lauterer, bestimmterer, selbstbewussterer werden? Man wird ja in eine Welt hineingeboren, ob man will oder nicht, in Lebensumstände, die man sich nicht aussuchen kann. Man muss damit leben. Das ist alles.
Anna Eder erblickt am 13. Dezember 1913 als Anna Hildwein das Licht der Welt. Damals gibt es in Österreich noch einen Kaiser, Franz Joseph, und der Erste Weltkrieg steht unmittelbar vor der Tür. Geboren wird das Mädchen im Lungau, in Tweng. Tweng ist heute noch ein kleines Alpendörfchen auf der südlichen Abdachung der Radstädter Tauern, mit kaum mehr als 300 Einwohnern. Damals, zu Beginn des 20. Jahrhunderts, gibt es noch weniger, halb so viele Menschen, die hier leben und arbeiten. 25 Kinder im Schulalter, mehr werden es nicht gewesen sein. Und trotzdem: ein kleiner, romantischer Flecken Erde.

In Tweng, damals, gibt es knapp dreißig Häuser, eine Kirche, ein gräfliches Jagdhaus, in dem im Winter die Jäger wohnen dürfen, eine Krämerei, ein paar Almhütten ringsum und vor allem den stattlichen Gasthof „Zur Post" mit einem k.u.k. Post- und Telegraphenamt. Eine Idylle mit Wäldern und herrlichen Almwiesen. Man sagt, dass in der Gegend um Tweng die Alpenrosen besonders schön geblüht haben. Hier hätte sich die Anni, das Kind, wohl fühlen können. Der Vater, Franz Hildwein, arbeitet als Gendarmerie-Wachtmeister. Die Mutter Karoline, Lina genannt, schenkt drei Mädchen das Leben; eines davon stirbt sehr früh und ist in Tweng, am Dorffriedhof begraben. Auch der Vater verlässt früh diesen Planeten; freiwillig, nicht freiwillig; was macht man schon freiwillig. Und die Lina, die Mutter, lässt das Dörfchen Tweng im Lungau und die nicht nur schönen Erinnerungen hinter sich, von einem Tag auf den anderen, und kehrt mit ihren beiden Mädchen, der Hilda und der Anna, in ihre eigentliche Heimat zurück. Die Anna ist damals drei Jahre alt.

Lina Hildweins Heimat, die Heimat der Mutter – das ist Salzburg, genauer gesagt: die Gnigl. Gnigl ist bis 1935 ein eigenes Dorf; dann erst wird es der Stadt Salzburg eingemeindet. Ein blühendes Dorf, muss man sagen, ein wirtschaftlich, industriell Jahrzehnte lang bedeutendes Dorf. Mit vielen Mühlen und vielen Handwerks- und Gewerbebetrieben. In der Zeit, als es in Tweng im Lungau eine Krämerei, ein paar

Bauernhöfe und einen Gasthof samt Post- und Telegraphenamt gibt, zählt man in der Ortschaft Gnigl bereits u.a. 14 Wirte, 8 Mühlen, 11 Bäcker, 9 Krämer, einen Brandweinbrenner, einen Essigerzeuger, einen Fellhändler, zwei Fleischhauer, zwei Holzhändler, einen Sodawasserhersteller, eine Ziegelei – und einen Schuhleistenerzeuger.
Der Schuhleistenerzeuger heißt Lukas Zwick und ist der Vater von Lina Hildwein, der Großvater von Hilda und Anna, die jetzt also aus dem verschlafenen, idyllischen und doch so kargen Tweng nach Salzburg, in die Gnigl gekommen sind. Lukas Zwick hat einen guten Namen in der Gnigl, in ganz Salzburg. Die Firma, in die er hineingeheiratet hat, ist kein kleiner Betrieb – das ist eine stattliche Fabrik, aus Wohn- und Arbeitshäusern bestehend, Linzer Bundesstraße 53, ein richtiges Imperium, ein Anwesen, eine Welt für sich.

Der Sippenchef, Lukas Zwick, führt ein strenges Regiment, den Arbeitern, aber auch seiner Familie, vor allem den weiblichen Mitgliedern der Familie gegenüber, egal, wie alt die sind. Der Großvater ist der Herr – alle anderen haben zu gehorchen, auch die Lina und ihre Mädchen, Hilda und Anna. Vielleicht wird man bei solchen Lebensregeln später dann, wenn man sein eigenes Leben führt, stiller als andere Menschen, gehorsamer, braver, wunschloser. Eine wie Anna Eder, ein stiller, lächelnder kleiner Stern.

In Gnigl ist dieser Lukas Zwick eine herausragende Erscheinung, nicht nur wegen der Schuhleistenfabrik. Er imponiert auch, wenn er zum Beispiel als einer der ersten Radfahrer in Salzburg auf einem Einrad die holprigen Straßen rauf und runter fährt, während die Frauen des großen Familien-Clans alle Hände voll zu tun haben, den Haushalt zu führen, in der Fabrik mitzuarbeiten und die schwer kranke, bettlägerige Frau des Fabrikanten, Karoline Zwick, zu betreuen.
Die Schuhleistenfabrik liegt am so genannten Glockenmühlgerinne, die Wäsche wird viele Jahre lang noch im vorbei fließenden Mühlbach geschwemmt. Von Lina Hildwein, später auch von den Mädchen, der Hilda und der Anna. Kein Honiglecken für so junge Menschen.

Lina Hildwein, die Mutter der beiden, gibt in Salzburg noch einmal einem Mann das Ja-Wort. Am 6. Juni 1921. Er heißt Sebastian Hörer und zieht sogleich zu den Zwicks in den Familien- und Arbeitsverband in der Gnigl. Führt mit dem alten Zwick und später an seiner Stelle den Betrieb. Alles dreht sich damals um die Fabrik und nur um die Fabrik. Um die Schuhleistenfabrik, die viele Schuster der Stadt mit qualitätsvollen Produkten beliefert. Die Fabrik ist der Mittelpunkt. Die Menschen, könnte man sagen, kommen erst an zweiter Stelle.
Die Anna und die Hilda, Mädchen, Schulmädchen, die „Dirndln“ müssen gemeinsam mit der Mutter alles machen, was anfällt. Vor allem: die kranke Groß-

mutter pflegen. Bis zu ihrem Tod 1929; da ist die Anna 16 Jahre jung. Junge Menschen haben andere Träume: mit Gleichaltrigen fortgehen, turnen, singen oder nähen wenigstens. Etwas erleben, draußen in der Stadt. Ein normales Leben führen. Schwimmen, radfahren, tanzen womöglich. Einen Beruf erlernen! Aber das sind nur Illusionen. Fortgehen ist kein Thema. Im Fabriks- und Wohngelände an der Linzer Bundesstraße gibt es eine Art Gartenlaube – das muss für die Zerstreuung und Erholung reichen. Freundinnen mitbringen … nicht dran zu denken. Ein kleiner Ausflug auf den Heuberg: das Höchste der Gefühle.

Die Liebe kennt keine Mauern und keine Verbote. Irgendwann lernt Annas Schwester, die Hilda, einen jungen Mann kennen, den Otto, einen Beamten. Und der hat einen Freund, vom Militär her, der Norbert heißt. Norbert Eder. Der ist Handelsangestellter in Salzburg, hat im Feinkostgeschäft Atzwanger gelernt und arbeitet dort, als die Hilda und der Otto ihn mit der Anni bekanntmachen. Am 25. Juli 1940 heiraten die Anna und der Norbert. Auf dem Hochzeitsfoto trägt er schon Soldatenuniform. Aber noch muss er nicht in den Krieg ziehen. Auch der Norbert gehört jetzt zum Familien-Fabriks-Clan Zwick und arbeitet in der Schuhleistenfabrik mit. 1941 kommt ein Töchterlein zur Welt: Alrune, die Runi.
Drei Jahre später der Ewald. Da ist der Vater, der Norbert, bereits an der Front, irgendwo in Frankreich.

Was sind das für Zeiten! Wir schreiben November 1944. Der Zweite Weltkrieg hat Salzburg mit voller Wucht erreicht. Die Sirenen heulen fast täglich auf. Dann heißt es: die Beine unter die Arme nehmen und so schnell wie möglich in einen der Luftschutzstollen laufen. Im Oktober sind die ersten Bomben auf die Stadt gefallen, haben mehr als 200 Menschen in den Tod gerissen und großen Schaden an Gebäuden angerichtet. Alle laufen in die Stollen, alle, bis auf den Großvater, den Lukas Zwick. Der fordert das Schicksal fast heraus. Mir kann nichts passieren, denkt er und bleibt in der Fabrik. Er hat sehr viel Glück. Einmal schlagen die Bomben in unmittelbarer Nachbarschaft ein, beschädigen die Häuser der Apotheke, des Uhrmachers Brodik, des Thurnerwirts. Er bleibt daheim.
Im November 1944 hören die Alarmsirenen kaum auf zu heulen. Also weg von daheim, in einen der Bunker, im Kapuzinerberg, im Heuberg. Im Neutorstollen, dem wichtigsten Luftschutzraum der Stadt Salzburg, hat man Platz für tausend Menschen geschaffen. Wenn die Sirenen dröhnen, flüchten dreimal so viele Menschen in den Berg hinein.
In den Stollen darf, man kann sich das alles heute nur mehr schwer vorstellen, wegen Sauerstoffmangels nicht gesprochen werden. Viele Kinder sterben an der sogenannten Stollenkrankheit, Lungenpest hat man das damals genannt. Aber manchmal werden im Stollen, im geschützten Raum, auch Kinder geboren. In einem Buch – „Bomben auf Salzburg" – liest man: „Das erste dieser ‚Stollenkinder' erblickte am 15. No-

vember 1944, in dieser schrecklichen Zeit, das Dunkel der Welt". In der Rettungsstelle I, hinter der Pferdeschwemme.

Drei Tage später, einen Tag nach einem verheerenden Bombenangriff, am 18. November 1944, kommt in der Rettungsstelle I, im Neutorstollen, wieder ein Kind zur Welt. Die Mutter heißt Anna Eder; der Bub wird Ewald genannt. Wieder einmal Fliegeralarm – Anna Eder, hochschwanger, ihr Mädchen, die Runi, an der Hand, sucht Schutz im Bunker im Mönchsberg. Der Arzt – vergebt ihm, es ist Kriegszeit – schwafelt was von einem Tumor in ihrem Bauch und zieht sich zurück zum Mittagessen. Und dann kommt der Ewald zur Welt. Gott sei Dank ist eine tüchtige Hebamme zur Stelle. Ein Stollenkind, ein Lichtstrahl im dunklen Neutorbunker. Ein neuer Stern in dieser schrecklichen Düsternis. Wie stark sind doch die Frauen, Frauen wie Anna Eder, auch wenn sie so viele Jahre lang klein gehalten worden sind, einer Fabrik, einer Familientradition wegen.

Der Krieg geht vorbei, Norbert Eder, Annas Mann, der Vater von der Runi und vom Ewald, kommt nach amerikanischer Gefangenschaft endlich heim nach Salzburg, heim nach Gnigl. Der renommierten Schuhleistenfabrik, Linzer Bundesstraße 53, haben die Vorkriegszeit und die Kriegsjahre schwer zugesetzt. Es ist nichts mehr wie es war. Schuhe trägt man auf, bis sie einem von den Füßen fallen; Schuhleisten sind

nicht gefragt in der Zeit der Not und des Mangels. Norbert und Anna versuchen trotzdem zu retten, was zu retten ist. Aber da gibt es nicht mehr viel zu retten. So geht es vielen der einst so erfolgreichen Gewerbebetriebe in der Gnigl, in ganz Salzburg.
Die Schuhleistenfabrik muss verkauft werden, Norbert Eder findet Arbeit beim neu aufgestellten Österreichischen Bundesheer. Und bleibt dort beschäftigt bis zu seiner Pensionierung. Der Familienkaiser, Lukas Zwick, über den die Anna, die Enkelin, Anna Eder, trotz aller Lebens-Einschränkungen durch ihn und sein strenges Regiment, trotz aller menschlichen Härte, die sie erfahren hat, zeitlebens immer voller Hochachtung gesprochen hat, Lukas Zwick stirbt 1951. Die Anna bringt drei Jahre später ein drittes Kind zur Welt: den Norbert.

Jetzt könnte das richtige Leben beginnen. Ein freies, heiteres, sorgenfreies Leben. Jetzt könnte man zu träumen und zu wünschen anfangen. Singen, turnen, tanzen, die kleinen Träume aus der Jugendzeit einlösen. Anna Eder hat keine großen Träume, keine großen Wünsche mehr. Der Familie soll es gut gehen, den drei Kindern vor allem: der Runi, dem Ewald, dem Norbert. Alles andere ist unwichtig geworden. Hausarbeit, Kindererziehung – wie sie es gelernt hat. Pflichterfüllung. Der Hilda, der Schwester, ihrer einzigen wirklichen Freundin und Vertrauten, ist es nicht anders ergangen. Die musste sogar zu ihren Schwiegereltern noch „Sie“ sagen.

Bis zum Jahr 1972 besteht der große Familien-Clan, wohnt man noch gemeinsam draußen in der Gnigl, Linzer Bundesstraße 53. Dann wird das Haus verkauft, und die Anna, der Norbert und die schon fast erwachsenen Söhne übersiedeln in die Herrnau. Bis die Buben, der Ewald und der Norbert junior, ihre eigenen Familien gründen.

Jetzt könnte das *richtige Leben* beginnen, für die Anna und ihren Mann. Aber vielleicht *ist* das ja auch das *richtige* Leben, zumindest für sie: das ruhige, stille Leben. Die Anna weiß, wie man einen Haushalt führt, wie man dafür sorgt, dass der Ehemann zufrieden ist. Und wenn es ums gemeinsame Fernsehen geht, dann schaut die Anna das an, was der Norbert wählt. Und sei es Fußball, der sie eigentlich gar nicht so sehr interessiert. Die eigenen Wünsche werden immer hintan gestellt. So hat sie es gelernt, und sie beklagt sich auch nicht darüber.

Freunde, gute Bekannte haben die beiden, die Anna und der Norbert, nicht allzu viele. Muss man auch nicht haben. Daheim sein ist wichtig. Dem Norbert geht es nicht anders.
Als sie noch ein Mädchen war, hat sie dem Großvater und dem Stiefvater die Stiefel putzen und die Uniformknöpfe polieren müssen. Die Frauen in der Familie haben immer darauf geachtet, dass die Männer ordentlich gekleidet waren, wenn sie ins Wirtshaus, zu ihren Männertreffen aufgebrochen sind.

Mit dem Ewald und der Monika, der Schwiegertochter, reist sie einmal nach Südfrankreich, an die Côte d'Azur. Eine unvergessliche Reise. Da ist die Anna 61 und sieht zum ersten Mal in ihrem Leben das Meer. Einmal schenken die Kinder den Eltern einen Ausflug nach Meran; sie fahren auch mit ihnen in das Allgäu, nach München oder einfach kreuz und quer durch Österreich.

„Daheim" bleibt trotzdem das liebste Reiseziel der beiden, vor allem der Anna. Ihre Lieblingsspeise? Immer das, was der Norbert, ihr Mann, gerade am liebsten isst. Bei jedem Gasthausbesuch ist es so: trotz üppiger Speisekarte – die Anna bestellt das, was der Norbert bestellt. Eigene Wünsche … ach, das ist zu lange her.

Dass aus den Kindern etwas geworden ist, macht die Anna zufrieden, und die Enkelkinder, die Brigitte, den Herbert, die Waltraud, die Karin, den Markus, die Anja, liebt sie wirklich von Herzen. Und die Urenkel, die Stefanie, die Simone, den Alexander. Auch wenn ihr kleiner Planet vielleicht schon in eine andere, eigene Umlaufbahn umgeschwenkt ist und nicht mehr so leicht und nicht mehr zu jeder Zeit für alle zu betreten ist. Hilfsbereit ist sie immer. Wenn es zu umsorgen, zu unterstützen, zu pflegen gilt, steht die Mutter und Großmutter selbstverständlich und gerne zur Verfügung.

1991 stirbt ihr Mann, der Norbert. Acht Jahre lang lebt sie jetzt allein in der Wohnung in der Herrnau, zurückgezogen, noch ein bisschen stiller werdend, ohne sich je zu beklagen. Bei den Familientreffen, und die Kinder holen die Mutter oft zu sich oder kommen zu ihr auf Besuch, ist sie die lächelnde Zuhörerin. Der Ruhepol. Die Pause in den Melodien. Wenn „Fuchs und Henne" gespielt wird, dann ist sie auch dabei. Oder „Mensch ärgere dich nicht", manchmal so lange, bis sich irgendwer, mitunter auch sie selbst, so richtig von Herzen ärgern kann. Dann herrscht wieder Stille. Dann gibt's ein Lächeln.
Ausgebrochen aus ihrem klar definierten, von ihren Männern dirigierten, von Arbeit und Pflichterfüllung bestimmten Leben ist die Anna eigentlich nie. Ausgebrochen, ausgebüchst ist sie erst später, als sie im Pflegeheim an der Hellbrunnerstraße lebt. Mit dem Taxi losgefahren, ohne jemandem Bescheid zu geben, nach Gnigl, auf den Friedhof zum Beispiel. Ohne großen Plan, ohne Absicht eigentlich. Herzensträume vielleicht, Wünsche, die unerwartet aus dem Verborgenen aufgetaucht sind.

Eierlikör hat sie ganz gerne getrunken, ein Gläschen alle heiligen Zeiten; die beiden Hunde, den „Disco", den der Stiefvater mitgebracht hat, und den „Russi", den Rattler, hat sie geliebt. Manchmal, als sie schon allein war, ist sie einfach daheim in ihrer Wohnung gesessen und hat gewartet, bis der Tag vergangen ist. Das war ihr Leben. Und sie war zufrieden so wie es war.

Am Nachthimmel fehlt jetzt ein kleiner Stern, einer, den man vielleicht erst beim zweiten Hinschauen entdeckt hat, früher. In euren Alltagsmelodien fehlt diese zarte Pause zwischen den Tönen; in der lauten, plappernden Welt fehlt eine Zuhörerin.

Es stimmt schon: am Schluss war es Erlösung.

Ihr Schweigen fehlt trotzdem, das Schweigen der Anna Eder, geborene Hildwein. Ihr Schweigen, ihr sanftes Wesen. Die große Welt ist um ein kleines Lächeln, um einen liebevollen, liebenswürdigen Menschen ärmer geworden.

## *Philemon und Baucis und Peppi und Resi*

Die schönste Liebesgeschichte der Welt ist, für mich, nicht die von Romeo und Julia. Die hatten einander ja bloß ein paar Tage. Nicht die von Tristan und Isolde, Hero und Leander und wie die berühmten Liebespaare in der Literatur alle heißen mögen. Die schönste Liebesgeschichte, für mich, ist die von Philemon und Baucis, diesem uralten Ehepaar. Der römische Dichter Ovid erzählt von ihnen in seinen „Metamorphosen".

Die Geschichte ereignet sich in Phrygien, Kleinasien, in antiker, mythologischer Zeit. Philemon und Baucis sind keine herausragenden Menschen, keine wichtigen, wie man so sagt. Seit frühen Tagen sind sie in Liebe verbunden, immer beisammen geblieben. Rechtschaffen alt sind sie miteinander geworden. Haben immer fleißig gearbeitet, immer aufeinander Acht gegeben. Philemon und Baucis haben einander nicht aus den Augen gelassen, dass keinem ein Leid geschehen könnte.

Eines schönen Tages treten die Götter in diese Geschichte ein. Jupiter und Merkur, einer seiner Söhne, suchen Phrygien auf, um die Menschen dort auf ihre Herzenswärme hin zu prüfen – eine Art inszenierte Herbergsuche. Sie klopfen, inkognito, an viele Türen, aber nirgendwo finden sie Einlass.

Nur in der kleinen Hütte, in der Philemon und Baucis leben. Die nehmen die beiden Götter, ohne zu ahnen, wer sie sind, mit großer Herzlichkeit auf, bereiten ihnen ein köstliches Mahl aus all dem, was sie an Vorräten haben, sind sogar bereit, die einzige Gans, die sie besitzen, zu schlachten, damit es den Gästen wohl ergehe.

Die Götter, gerührt von so viel Gastfreundlichkeit, Menschlichkeit, gewähren den beiden Alten einen Herzenswunsch. Irgendein Wunsch – er wird euch erfüllt werden, und sei er noch so groß. Philemon und Baucis, so schreibt es Ovid, müssen nicht lange nachdenken.
„Da wir stets in Eintracht die Jahre verlebt", sagt Philemon, der alte Mann, „soll dieselbe Stunde uns beide entraffen. Nie möchte ich das Grab der Gemahlin jemals erblicken, noch sie ihres Gatten Begräbnis vollziehen!"

Und die Götter erfüllen ihnen, als ihre Zeit gekommen war, diesen Wunsch. „Da sah Philemon, wie Baucis sich umlaubte, und Baucis ersah an Philemon dasselbe. Und als schon über beider Gesichter der Wipfel empor wuchs, tauschten sie Worte, solange sie durften. ‚Leb wohl, o mein Gatte!', riefen sie beide gleichzeitig und zugleich verbarg und umhüllte Laubwerk ihr Antlitz. Noch jetzt", schreibt der Dichter Ovid, „zeigt dort der Bewohner von Thynien Fremden die Stämme, die einst aus den Körpern entstanden."

Zweige und Blätter verhüllten die beiden; in eine Eiche und eine Linde haben sie sich verwandelt, und ihre Äste und ihr Laub tasten nacheinander und halten einander fest für immer. Gibt es ein schöneres Symbol für die ewige Liebe?

Wenn die Götter, Jupiter und Merkur, vor ein paar Jahren in Salzburg angeklopft hätten, in Lehen, Franz-Martinstraße 20, bei Josef und Therese Frei – dann hätten sie noch einmal erlebt, was Gastfreundschaft heißt! Sie wären umsorgt und bewirtet worden wie, ja: wie Götter. Josef Frei, so sagt es die Lydia, seine Tochter, und es gibt keinerlei Grund, daran zu zweifeln, war der perfekte Gastgeber.

Er hätte das selbst gezogene Biogemüse aus dem eigenen Garten bei Weng am Wallersee herbeigeholt, Kohlrabi, Salat, Karfiolrosen und Tomaten und hätte den Göttern eine Ente zubereitet, von der sie eine Ewigkeit lang träumen könnten. Im blütenweißen Hemd wäre er in der Küche gestanden, er, Josef Frei, hätte die Ente tranchiert, kunstfertig, wie er es immer gemacht hat, zu jedem Geburtstag seiner Tochter zum Beispiel, wie er früher für die französischen Touristen in Lech am Arlberg Wachteln tranchiert und angerichtet hat. Dann hätte er die Servietten eigenhändig gefaltet und an die Teller gelegt.

Und die Resi hätte inzwischen sämtliche Blumenvasen mit ihren herrlichen Rosen bestückt.

Am Schluss, nach dieser Götterspeise, hätte der Josef noch die beste Erdbeerbowle der Welt kredenzt, wie früher bei den Familienfesten, und den Göttern, ohne zu wissen, dass es Götter sind, ein paar exzellente Drinks gemixt. Und hätte mit ihnen auf Italienisch, Englisch, Französisch, Spanisch oder Deutsch parliert, ganz nach Belieben. Perfekter, herzlicher Gastgeber, der er war.

Die Götter hätten sich die Namen der beiden notiert und auch ihren sehnlichen Wunsch, dass nicht der eine im Himmel allzu lange auf den anderen warten muss. Vielleicht *waren* ja die Götter oder ein Gott, ein Engel vielleicht, bei den beiden, vor ein paar Jahren, ohne dass sie, die Resi und der Peppi, etwas davon gemerkt hätten. Und den Wunsch, ihren sehnlichen Wunsch haben sie ihnen erfüllt.

Der Josef, Josef Frei, Herr Josef Frei, hat sich – und das ist das Besondere an seiner Lebensgeschichte – fast alles selbst beigebracht, so nebenbei und mit großer Gewissenhaftigkeit. Ein höchst professioneller Autodidakt. Man kann alles lernen, wenn man will, wenn man sich anstrengt. Josef Frei wollte. Und hat sich angestrengt.

Das Licht der Welt erblickt Josef Frei am 14. April 1920 in St. Walburg im Ultental, Südtirol. Der Vater besitzt ein Sägewerk, ist ein angesehener Mann im Tal, die Mutter eine Mutter, wie man sich eine Mutter wünscht. Der Peppi ist das älteste von fünf Kindern; eines stirbt in jungen Jahren; aber da gibt es ja noch die Luise, den Siegfried und die Linda. 1920 – schwierige Zeiten, besonders in Südtirol. Der Erste Weltkrieg hat alles über den Haufen geworfen; seit dem Vertrag von Saint-Germain vom Herbst 1919 gehört Südtirol den Italienern. Als der Peppi in die Schule kommt, muss er Italienisch lernen; seine ganze Schulzeit hindurch wird er kein einziges Wort auf Deutsch schreiben. Das muss er sich alles selber beibringen, später.

Das Ultental – da gibt's die Berge und vor allem die Wälder. Stilfser Joch, die berühmten Ultener Lärchen. Der Vater nimmt den Buben gerne mit ins Holz und auf die Berge, zeigt ihm, was wichtig und schön ist. So entsteht eine lebenslange Sehnsucht nach der Natur, nach Steinbergen, denen in Südtirol, später denen im Salzburgischen; und bald wird eine lebenslange Sehnsucht nach dem Meer dazukommen.
Nach der Schule – der Peppi ist 14 Jahre alt und die Geschwister sind noch schulpflichtig – geht es darum mitzuarbeiten, Hand anzulegen. An eine Lehre, eine Berufsausbildung ist nicht zu denken. Leben ist wichtiger, überleben. Und dann kommt die Zeit, in der man sich entscheiden muss: in Südtirol bleiben oder in den Norden gehen, auswandern, die Heimat verlassen.

Die Mutter und ein paar ihrer Kinder ziehen schweren Herzens aus dem geliebten Ultental nach Inns-

bruck. Der Josef muss zur Wehrmacht einrücken und kann hier alles nachlernen, was er bisher versäumt hat. Schreiben zum Beispiel, in deutscher Sprache schreiben. Italienisch kann er sowieso, jetzt ist Josef Frei zweisprachig in Laut und Schrift.
Dass er nicht an die Front muss, ist ein großes Glück. Dass er in Bukarest als Chauffeur einem General zugeteilt wird, ist für ihn auch ein Glückstreffer in Kriegszeiten. So wird ihm der Zugang zu Bibliotheken ermöglicht, er liest ein Buch nach dem anderen, während er, im Wagen sitzend, auf seinen Chef wartet, der von einem Termin zum anderen eilt. Josef Frei liest und lernt; er hat längst aufgeholt, was er in der Jugendzeit durch die Umstände versäumt hat.

Natürlich gehen auch die Schrecken des Krieges nicht spurlos an ihm vorüber; als Fahrer bei einer Sanitätssicherheitstruppe muss er oft genug Verwundete bergen und transportieren. Ganz am Schluss bleibt ihm auch die Kriegsgefangenschaft nicht erspart. Dieses halbe Jahr bei den Amerikanern nützt er – zum Lernen. Jetzt spricht er schon Italienisch, Deutsch und amerikanisches Englisch.

Die Familie ist von Innsbruck längst weitergezogen; in Salzburg findet er sie alle wieder, wohnt eine Zeit lang bei seiner Schwester, der Luise. Josef Frei, Autodidakt ohne Berufsausbildung, auch schon Mitte Zwanzig, Heimkehrer in eine Heimat, die nicht die seine ist, beginnt ein neues Leben. Dass er drei Sprachen

spricht, ist seine Chance. Im Gastgewerbe braucht man solche Menschen. Im Hotel Pitter zum Beispiel. Die Amerikaner sind gern im „Pitter“ zu Gast; und da gibt es jetzt also diesen Mister Frei, der Amerikanisch versteht. Der Peppi lernt alles von der Pike auf, absolviert neben der Alltagsarbeit die Kellnerlehre, legt die nötigen Prüfungen erfolgreich ab.
Kellner, Barkeeper, die Gastronomie: seine Welt! Und die des Fräulein Resi Rieser, geboren in Linz, aufgewachsen in Ebensee. Auch sie hat es nach Salzburg verschlagen, an beste Adressen: Hotel Winkler, Peterskeller, Hotel Pitter. Sie ist eine begnadete Wirtschafterin. Er, Josef Frei, inzwischen Oberkellner. Im „Pitter“ lernen sich die beiden kennen und lieben. Der Pater Kämmerer von St. Peter traut die Resi und den Peppi am 24. Februar 1951.

Sich selbstständig machen: der große Traum! Ein eigenes Lokal führen. Der Traum wird am 30. Juli 1954 Wirklichkeit. Josef und Therese Frei eröffnen ihr eigenes Lokal, das „Intermezzo“ im Haus Griesgasse 27. Es spricht sich unter den amerikanischen Besatzern rasch herum, dass es im „Intermezzo“ die besten Steaksandwiches der ganzen Stadt gibt und dass der Chef perfekt Amerikanisch spricht. Und überhaupt ein wunderbarer Gastgeber ist, bei Tag und bei Nacht.

Im November 1955 ändert sich schlagartig die ganze Welt. Resi Frei schenkt einem Mädchen das Leben, der Lydia. Und der Peppi, der charmante Gastgeber und wortgewandte Lokalchef, wird zärtlicher Vater. Weil sein Mädchen in den Kinderjahren mit dem Atmen Schwierigkeiten hat, fährt er mit ihr so oft es geht nach Italien, ans Meer. Dann schiebt er die Kleine im Kinderwagen zwischen dem Wasser und den Pinien hin und her, stundenlang, „dass die Lydia eine ordentliche Lunge kriegt!"

Für sein Töchterchen tut der Vater, der Peppi, so gut wie alles. Trägt ihren Rucksack während der Bergwanderungen, zum Tappenkar beispielsweise. Und oben, beim Rasten, holt er das Schneidbrettl raus, die Vintschgerl und den Südtiroler Speck und schneidet die beste Jause der Welt zurecht, formvollendet, als würde er in Lech den Franzosen eine Wachtel tranchieren.

Auch später, als die Lydia längst zur Schule geht, ins Gymnasium sogar, ist er für vieles zu haben. „Papi, holst mich von der Schule ab?", fragt das Mädchen mit unwiderstehlichem Charme. Worauf ihr der Papi, der Josef, wortreich erklärt, warum sie unbedingt mit dem Bus heimfahren soll, weil sie ja ohnehin eine Schülerkarte habe und das Benzin schließlich auch eine Menge koste und so weiter; um pünktlich nach der letzten Schulstunde mit dem Auto vor der Schule zu stehen und die Lydia mitsamt ihren Freundinnen nach Hause zu chauffieren.

Zurück in die fünfziger Jahre. Die Resi ist jetzt daheim beim Töchterchen, und der Peppi führt das „Intermezzo" eine Zeit lang alleine weiter. Das ist anstrengend und bringt lang nicht so viel ein wie zum Beispiel: auf Saison zu gehen in die großen Häuser.

Josef Frei will seinen Mädels, der Resi und der Lydia, das Beste bieten – und geht auf Saison. Nach Gastein, ins Hotel Bellevue zum Beispiel und dann – und das jeden Sommer – nach Velden am Wörthersee. In leitender Position. Das „Barcarole“ ist sein Reich, die Seebar, die zum Parkhotel gehört. Da gibt es Fünfuhrtee, Livemusik, Arbeit fast bis zum Morgengrauen.
Dann das Hotel Mösslacher. 40 bis 50 Angestellte hat er in den Spitzenzeiten als Hoteldirektor unter sich. Er kümmert sich um alles, ums Personal, um den Einkauf, Sekt, Wein, alles seine Entscheidung. Und seine Entscheidungen sind immer perfekt, für das Haus und für die Gäste. Auf den Herrn Frei, in welcher Position auch immer, kann man sich verlassen.

Im Sommer: Velden, im Winter: Lech am Arlberg, der „Tannbergerhof“ zum Beispiel. Der Meister in der Bar: Josef Frei. Das Nachtgeschäft liebt er; auch als er längst Restaurantdirektor ist, arbeitet er immer noch zusätzlich und von Herzen gerne in der Bar. Als Chef ist er streng, aber fair. Er kann das Personal wunderbar führen und motivieren, und zu den Gästen ist er der charmanteste Mensch, den man sich vorstellen kann. Merkt sich sofort alle Namen, alle Spezialwünsche – ein perfekter Gastgeber eben.
Als Josef Frei in Lech am Arlberg anfängt, spricht keiner der Mitarbeiter im „Tannbergerhof“ Französisch.

Auf eine Sprache mehr oder weniger kommt es ihm, dem Peppi, nicht an. Also lernt er auch, im Privatunterricht, Französisch, unternimmt Sprachreisen nach Frankreich. Sein Französisch, sagt die Lydia, die Tochter, die Französisch studiert hat, war „chapeau!“

Saisonarbeit, im Winter hier, im Sommer da, das ist nicht gerade familienfreundlich. Aber die Frei machen das Beste daraus. Wann immer er frei hat, reist er nach Salzburg. Und dann geht's, mit der kleinen Familie, weiter, zu Pfingsten ans Meer, zu Allerheiligen in die erste Heimat, nach Südtirol.
In den Winterferien reisen die Resi und die Lydia nach Lech, im Sommer nach Velden. Auch wenn sie den Ehemann, den Vater nicht wirklich für sich haben. Meistens arbeitet er von 11 Uhr vormittags bis 4 Uhr früh. Aber wenn er Zeit hat, im Frühling, im Herbst und zwischendurch, dann hat er voll und ganz Zeit für die Seinen. Und verwöhnt sie nach Strich und Faden. Und ist immer für eine Überraschung gut. Als die Lydia ihren Peter heiratet und mit zwei Dutzend Freunden zur Hochzeitsfeier mit den Motorrädern nach Caorle fährt, ist der Josef schon eine Woche vorher vor Ort, um alles höchstpersönlich und professionell vorzubereiten – vor allem das atemberaubende 11-gängige Fischmenü im Yachtklub. Damals, 22 Jahre ist das her, trinkt die fröhliche Hochzeitsgesellschaft übrigens zum ersten Mal ein allen noch völlig unbekanntes Getränk, das man dort unten Prosecco nennt.

Als er 60 ist, reduziert Josef Frei die Arbeit, zumindest um die Sommersaison. Im Winter arbeitet er noch viele Jahre weiter. Aber jetzt gibt es immerhin schon ein Leben neben der Arbeit. Ein Leben mit seiner Resi. Reisen nach Teneriffa und Abano. Zum Wohlfühlen, zum Energie-Tanken. Wobei er, auf eine Sprache mehr oder weniger kommt es ihm nicht an, in Teneriffa so nebenbei auch Spanisch lernt.

Und dann gibt es das Grundstück bei Weng am Wallersee, den Garten, den die beiden sehr viele Jahre lang liebevoll bewirtschaften. Die Resi ist für die Blumen zuständig, für die Rosen vor allem. Der Peppi kümmert sich ums Gemüse. Wieder was zu lernen! Nächtelang schmökert er in Gartenbüchern und setzt alles, was er darin erfährt, gewissenhaft um. Sein Gemüse düngt er mit Brennnesseljauche. Und er ist, zu Recht, stolz auf das, was da vollbiologisch unter seinen Händen wächst.

Die Lydia, der Peter und die Julia, die heiß geliebte Enkelin, die heute so sprachbegabt ist wie die Mutter und er, der Josef es war, leben längst in Saalfelden. Also fahren der Peppi und die Resi jedes Wochenende mit dem Auto in den Pinzgau, zu den Steinbergen, und bringen den Ihren Gemüse mit. Fünfzig Stangen Lauch auf einmal, Karfiol, Kohlrabi, Tomaten, kistenweise. Die Ernte ihrer großen Leidenschaft fürs Garteln und Anbauen.

Südtirol, seine erste Heimat, hat Josef Frei sehr geliebt, wenn die Trauben reif waren, dann besonders. Heimatverbunden und weltoffen zugleich sein – das schaffen nur wenige. Mit seiner Resi zum „Mostwastl“ fahren oder zur „Pflegerbrücke“, fein speisen. Und danach ein paar Runden Karten spielen: Lebensqualität! Was in der Welt passiert, hat ihn beschäftigt; im Fernsehen haben ihn politische, wissenschaftliche Dokumentationen besonders interessiert. Die beruflichen Erfolge von der Lydia und vom Peter haben ihn stolz gemacht; und dass die Julia seine Sprachbegabung geerbt hat!

Wenn die Götter, Jupiter und sein Sohn Merkur, vor ein paar Wochen bei Josef Frei an die Türe geklopft hätten – er hätte ihnen nicht aufgemacht. Die Vorhänge wären zu gewesen, die Rollos heruntergezogen. Am Tag nach der Verabschiedung von seiner geliebten Resi ist er nicht mehr aufgestanden, hat sich aus dem Leben zurückgezogen, wie ein alter, lebensweiser, lebensmüde gewordener Indianerhäuptling sich zurückzieht zum Sterben. Kein Krankenhausaufenthalt, keine Infusion, keine Suppe, die ihm die Lydia gebracht hat, kein noch so liebes Wort hat ihn aus seiner tiefen Trauer lösen können.

Im Salzburger Herz-Jesu-Heim haben zärtliche Begleiter seine Trauer akzeptiert, haben ihn, weil er es so wollte, den Tag über im Dunkeln liegen lassen. Er hat nicht gehadert, er hat sich einfach nach seiner Resi gesehnt. Die Lydia hat in seinem hübschen Zimmer mit Blick in den Garten Bilder aufgehängt, Familienfotos. Aber er wollte sie nicht mehr sehen, wollte auch nicht mehr in den Garten schauen. Sein Blick war längst dorthin gerichtet, wo jetzt die himmlischen Rosen wachsen, von der Therese eigenhändig betreut. Die Lydia hat ihm noch vieles sagen können: wie gut er als Papa gewesen ist und dass er alles richtig gemacht hat und dass sie ihn sehr lieb hat. Dass ihn alle sehr lieb haben, seine Schwestern, der Peter, die Julia – und stolz auf ihn sind.

Genau hundert Tage nach seiner Resi ist der Peppi, Josef Frei, Herr Josef Frei, Hoteldirektor in Ruhe, in Frieden eingeschlafen. Im Himmel, wo auch immer sich der befinden mag, wachsen seit kurzem zwischen den schönsten Rosen und den üppigsten Tomaten zwei neue Bäume, eine Linde und eine Eiche. Und ihre Äste und ihr Laub tasten nach einander und halten einander fest für immer.

## *Jetzt ist der Nikolo gestorben*

Wenn es einen Himmel gibt, und es wird einen Himmel geben, wo auch immer sich der befinden mag, dann *muss* das ein Himmel voller Musik sein. Voller Töne, voller Klänge, voller Lieder und Melodien. Anders ist das gar nicht vorstellbar.

Ein Himmel ohne Musik wäre bestenfalls ein halber Himmel. Es muss klingen und schallen in diesem Himmel, die Geigen müssen weinen und die Flöten lachen. Musik – das ist die Sprache der Engel, der Gefühle, der Liebe, des Herzens, die Sprache der Menschen, die ein Herz besitzen, ein richtiges, ein fühlendes. „Wo man singt, da lass dich ruhig nieder. Böse Menschen“, heißt es, „haben keine Lieder.“

Werner Feneberg hat die Musik geliebt. Ohne Musik wäre alles schwerer gewesen auf Erden, wäre sein Leben letztendlich nicht so harmonisch, so tief, so reich, so bunt und so fröhlich verlaufen.

Ich kann mir gut vorstellen, auch weil es gegen die Traurigkeit hilft, dass der Werner längst den Engeln klargemacht hat, dass es außer „Hosianna in der Höhe“ noch andere wunderbare Gesänge gibt. Und er wird sich, lasst uns in diesen Gedanken träumen, mit einem Lied aus seiner Lieblingsoperette, dem „Vogelhändler“ von Carl Zeller, da droben … oder da drüben, wo auch immer sich der Himmel befinden mag, gebührend vorgestellt haben: „Griaß enk Gott, alle mitanander, alle mitanander, alle mitanander, Griaß enk Gott, Weiber oder Manda, alle mitanander, griaß enk Gott!"

Oder mit dem Lied aus dem „Weißen Rössl", auch so einem Lieblingssingspiel von ihm: „Im Salzkammerguat da kann ma guat lustig sein, wenn die Musi spüüt – holdrio …"

Wir vergessen ja oft, im Trubel des Alltags, wie reinigend, wie beseelend Musik sein kann, wie beruhigend, aufbauend, erlösend. Der Werner hat das besser gewusst als wir. Ach, wie viel Musik hat er in sich getragen und wie glücklich hat ihn die Musik gemacht!
Und jetzt wird er den Engeln längst beigebracht haben, dass man nicht einfach so planlos in aller Ewigkeit herumgondelt. Dass Disziplin was Wichtiges ist … und er wird, wie er es auf Erden manchmal getan hat, den Dirigentenstab übernehmen und den Takt vorgeben oder den himmlischen Wesen beweisen, dass man auch im Marschrhythmus durchs Paradies flattern kann, vielleicht nicht ganz so stramm wie es seine Freunde von den Friedburger Schützen hier auf Erden immer machen, aber immerhin. Ein bisschen Ordnung tut gut.

Der Werner war ein ganz besonderer Mensch, von Anfang an. Der liebe Gott oder das Schicksal hat mit ihm etwas Wichtiges vorgehabt. Hat ihn anders als andere in die Welt geschickt. Und er, der Werner, hat aus diesem Auftrag, aus dieser Prüfung, aus dieser Chance etwas Unvergleichliches gemacht. Er hat die Welt entdeckt, das Leben ausgekostet und er hat Menschen in seinen Bann gezogen, hat große Freude in deren Leben gebracht, einfach, weil er so war, wie er war. Über den Werner hat man lachen und weinen und staunen können. Das kann man wahrlich nicht über jeden Menschen!

Jetzt wird sich der Heilige Nikolaus, der echte, schon ziemlich wundern, wie echt und wie berührend schön der Werner ihm den Nikolaus vorspielt, da droben oder drüben, in der anderen Wirklichkeit. Der Werner war ja *der* Nikolaus auf Erden. 24 Jahre lang, bei den Nikolofeiern in der Tagesheimstätte der „Lebenshilfe" in Mattighofen. Das war schon was Erhebendes, wenn er mit dem Bart, der Mütze und dem Stab in Erscheinung getreten ist und die Geschenke verteilt hat!

Und jetzt ist der Nikolo gestorben, richtig gestorben? Was Traurigeres kann es ja nicht geben. Der Nikolo, der so vielen anderen Menschen mit ähnlichen Schicksalen so viel Glückseligkeit geschenkt hat. Dezember für Dezember, bei der Nikolofeier der „Lebenshilfe". Da kann der echte Nikolaus da droben oder da drüben, auch wenn er ein Heiliger ist, noch einiges lernen von ihm, vom Werner.

„Durch seinen Tod", hat mir Hans Berrer, der Leiter der „Lebenshilfe" Mattighofen, geschrieben, „verlieren wir alle einen lieben, lebenslustigen Kollegen und Freund. Wir sind aber trotzdem dankbar, dass wir diese Jahre miteinander verbringen konnten."
Was den Werner so besonders gemacht hat, ist, medizinisch betrachtet, eine Winzigkeit, eine nur unter dem Mikroskop wahrnehmbare Chromosomenveränderung, eine Genmutation, die ihm das Schicksal mit auf den Lebensweg gegeben hat. „Rubinstein Syndrom" ist eine fachmännische Diagnose für dieses Phänomen. Aber im Leben geht es nicht um Diagnosen. Im Leben geht es ums Leben. Der Werner, Werner Feneberg, war trotz allem oder gerade wegen allem ein hell leuchtender Stern in diesem Universum.

Geboren wird der Werner am 8. Februar 1961, in Salzburg. 1961 ist in der Weltgeschichte ein ereignisreiches Jahr. John F. Kennedy wird Präsident der Vereinigten Staaten von Amerika, die Berliner Mauer wird gebaut und der russische Kosmonaut Juri Gagarin fliegt als erster Mensch in einem Raumschiff ins Weltall.

Das sind die vermeintlich großen Ereignisse. Was ist das alles gegen das Wunder einer Geburt?! Erika und Hans Feneberg heißen die Eltern, und der Werner wird der besondere Mensch in ihrem Leben: ihr Kind. Die Eltern müssen hart zupacken; in Friedburg, in ihrer Heimat, gibt es die Käserei, das Lebensmittelgeschäft, da wird gearbeitet und gearbeitet. Ein Jahr nach dem Werner kommt noch ein Kind zur Welt, Werners Schwesterchen, die Elke.

Der Werner, mit dieser winzig kleinen und doch das Leben beeinträchtigenden Chromosomenveränderung in sich, braucht viel Zuwendung, viel Zeit, jemanden, der sich rund um die Uhr um ihn kümmern kann. In der Stadt Salzburg gibt es außerdem die besten Institutionen für Menschen wie den Werner: den Sonderkindergarten, die Sonderschule im Aiglhof. Eigentlich müsste es ja „Besonderkindergarten", „Besonderschule" heißen, weil das auch besondere Menschen sind.
Es soll einfach alles stimmen, dass es ihm gut geht, dass er sich entfalten kann, er, diese ganz eigene, wundersame, wunderbare Blume in unserem Erdengarten.

Marie und Anton Dumböck – das sind die Großeltern in Salzburg. Bei ihnen verbringt der Werner die ersten neun Jahre seines Lebens. Bei der Oma und beim Opa. Der Opa ist Postbeamter, aber seine Lebensaufgabe, vor allem in der Pension, ist nur die eine: für den Werner da zu sein, ihn ins Leben hinein zu begleiten. Er lernt mit ihm, singt mit ihm, bringt ihm das Schreiben, das Lesen bei. Erklärt ihm die Welt. Der Opa bringt ihn, den geliebten Enkel, jeden Tag mit dem Auto in den Kindergarten, in die Schule.

Daheim wird weitergespielt, weitergelernt. Der Werner ist an so vielem interessiert, und der Opa kann ihm so vieles beibringen. Singen vor allem, immer wieder Musik.

Im Himmel, wo auch immer der sich befinden mag, wird der Werner mit den Engelschören längst die schönsten Wanderlieder einstudiert haben, Volkslieder, Frühlingslieder, wie er sie vom Opa gelernt hat. „Komm lieber Mai und mache die Bäume wieder grün …"
Zeile für Zeile, Strophe für Strophe hat sich der Werner alles gemerkt, mit großer Konzentration, bis er keinen Fehler mehr gemacht hat, bis er alles auswendig gekonnt hat. Wenn er am Wochenende heimgekommen ist nach Friedburg, zu seinen Eltern und dem Schwesterchen, hat er ihnen seine neuesten Künste mit großer Begeisterung vorgeführt. Und alle waren stolz auf ihn.

Ach, der Opa und der Werner – die beiden großen Freunde. „Passt's ma ja auf'n Werner auf!" Das war dem Opa sein sehnlichster Wunsch, kurz vor seinem Tod, 1970. Es haben alle auf ihn aufgepasst.

Die große Geduld, die der Opa gehabt hat, dieses riesige Herz, diese menschlichen, pädagogischen Fähigkeiten, dieses Gespür. Und wenn der Bub, der Werner, traurig war, aus welchem Grund auch immer, jedes Kind ist traurig dann und wann, dann hat ihm der

Opa immer dieses eine, ganz bestimmte Lied vorgesungen, das wehmütigste und zugleich tröstlichste aller Lieder, die ich kenne.
Ein Kinderlied, bei den Mainzer Karnevalssitzungen im Schwarzweißfernsehen oft und oft vom singenden Dachdeckermeister Ernst Neger zu hören. Ich bin mir ziemlich sicher, dass die beiden, der Werner und der Opa, den einen oder anderen Engel, auch Engel sind traurig dann und wann, mit diesem Lied trösten werden. Es tut gut, jemanden wie den Werner an seiner Seite zu haben. Und den Opa. Auf Erden und im Himmel. Und dieses Lied:
*„Heile, heile Gänsje / Es is bald wieder gut / Es Kätzje hat a Schwänzje / Es is bald wieder gut! / Heile heile Mausespeck / In hunnert Jahr is alles weg!“*
Aus dem Werner ist ein allseits beliebter, tüchtiger junger Mann geworden. Aufgeschlossen, freundlich, hilfsbereit. In Friedburg, im Geschäft der Eltern, hat er freitags und samstags mitgeholfen, wo er nur mithelfen konnte. Hat Lebensmittel zurecht gerichtet, zu den Kunden gebracht. Und alle haben sich gefreut ihn zu sehen.

Die „Lebenshilfe“ – das war seine zweite Heimat und seine Leidenschaft, zuerst zehn Jahre in Braunau, dann 24 Jahre lang in Mattighofen. Und immer, wie schon in den letzten Salzburger Jahren, mit dem Autobus hin und her. Am 3. November 1986 ist er in die Tagesheimstätte in Mattighofen eingetreten, hat dort gelernt, gesungen, gelesen, geschrieben und sofort den Nikolaus gespielt. Wie er überhaupt bei allen Festlichkeiten und kleinen Feiern gerne und aktiv dabei war.

In den letzten Jahren hat Werner Feneberg eifrig in der Servicegruppe der Tagesheimstätte mitgearbeitet, hat – mit großer Verlässlichkeit – im Speisesaal die Tische gedeckt und für seine Kolleginnen und Kollegen den Kakao zubereitet. Seine Arbeit hat er geliebt, die wundervolle Betreuung hat er genossen.

Wenn sich die Gelegenheit ergab, hat der Werner die anderen mit seinen perfekt auswendig gelernten Gedichten und Liedern erfreut. Mit der „Vogelhochzeit“ zum Beispiel oder mit der Ballade vom „Erlkönig“. Und den Herrschaften vom Seniorenring hat er, zu deren großer Freude, im Advent immer den „Knecht Rupprecht“ aufgesagt. „Von draußen vom Walde komm ich her / ich muss euch sagen, es weihnachtet sehr.“
Oder er hat die schönsten Weihnachtsgeschichten von Karl Heinrich Waggerl vorgetragen. Mit Freude und Würde zugleich. Er hat sich die Schallplatten so lange angehört, bis er alles auswendig wusste. Was er einmal gelernt hat, das hat er auch in seinem Gedächtnis behalten, für alle Zeiten. Ein richtiger Operettenkenner ist der Werner gewesen, hat sich Verzeichnisse angelegt mit den Namen von Komponisten, handelnden Personen, Interpreten. Hat wirklich stundenlang Schallplatten gehört.

Ordnung – ein wichtiges Wort, ein wichtiger Begriff in seinem Leben. Ordnung ist das ganze Leben!
Wenn er von der „Lebenshilfe“ heimgekommen ist, hat er sich sofort umgezogen, vom Tagesgewand in die Freizeitkleidung. Ein – im besten Sinn des Wortes – Gewohnheitstier ist der Werner gewesen. Alles musste seinen Platz haben, der Hemdkragen musste passen. Es hat alles seinen Platz gehabt, und der Kragen hat immer gepasst.
Beim Frühstück hat er die Tageszeitung gelesen, jeden Tag. Zeitungen wegwerfen war strengstens verboten! Er hat sie gesammelt, über Jahre hinweg, Zeitungen, Reklamebroschüren, Prospekte, und von Zeit zu Zeit fein säuberlich in Sackerl gesteckt. Wie es der große Musikkollege Marcel Prawy ja auch getan hat. Bloß nichts wegwerfen!

Die Pünktlichkeit in Person ist er gewesen. Ich kann mir sehr gut vorstellen, wie er da droben oder drüben in der anderen Welt jetzt für Ordnung sorgen wird und wie sich die Engel daran gewöhnen müssen, dass am Samstag erst nach der 12-Uhr-Sirene zu Mittag gegessen wird. Ordnung bleibt Ordnung. Und am Dienstag ist Würstlabend. Und am Pfingstmontag gibt's die Heldenehrung. Das war immer so und das wird immer so sein. Und wenn die da drüben das Lied vom „Kameraden“ nicht singen oder spielen können, dann wird es ihnen der Werner in kürzester Zeit beibringen.
Wenn er die Musikkapelle dirigieren durfte, war er selig. Wenn er im Gasthaus ein Wiener Schnitzel mit

Salat serviert bekam, dann auch. Und danach einen „guten Kaffee“ und ein Stück Kuchen. Und im Fernsehen, wenn überhaupt Fernsehen, Sendungen mit Blasmusik, jede Operette, aber auch den „Jedermann“, die „Nibelungen“. Und das Treffen im „Seniorenring“, jeden ersten Freitag im Monat.

Schwimmen … noch so eine Leidenschaft. – Den halben Sommer in Gebertsham am Mattsee, wo die Mutti eine Badehütte besitzt. Der Werner war eine richtige Wasserratte, mehr im See als am Land, ist geschwommen, getaucht, mit dem Kopf öfter unter als über dem Wasser. Und wenn ihm danach war, hat er den anderen Badegästen, zu deren Freude, etwas vorgesungen. Man hat ihn einfach gern haben müssen. Er hat den Menschen so viel geschenkt.
Mit der „Lebenshilfe“ immer wieder auf Urlaubsreisen, durch ganz Österreich, von Vorarlberg bis ins Burgenland, Kärnten, Wachau. Und meistens am zweiten Tag schon die Hiobsmeldung: Der Werner hat sich was gebrochen, das Bein, den Arm.
Dann ist die Mutti gekommen und hat sich mit ihm ins Krankenhaus gelegt. Schwarzach, Salzburg, Braunau. Auch in den Krankenhäusern haben sie den Werner gemocht und wegen seiner Herzlichkeit sehr geschätzt.

Ein Dickschädel hat er auch sein können, Flausen hat er auch gehabt hin und wieder. Alle wertvollen Menschen haben Ecken und Kanten. Wenn das Temperament mit ihm allzu sehr durchgegangen ist und ihn jemand ermahnt hat: „Jetzt hast aber der Mutti weh 'tan!" … dann ist er zur Mutti gegangen und hat gesagt: „Samma wieder gut, Mutti!" Natürlich waren sie wieder gut und liebevoll zueinander.

Ein Charmeur ist der Werner auch gewesen. Eine Betreuerin nach der anderen hätte er gerne geheiratet, die Gerlinde oder die Monja zum Beispiel; er hat in der Tagesheimstätte auch richtige kleine Hochzeitsfeiern arrangiert. Die Barbara durfte die Kranzlbraut sein. Und der Hans, der Tagesheimstättenleiter, musste für die Zeremonie die Sessel aufstellen. Ein paar Tage später waren die Hochzeitsträume wieder vergessen. Bis zum nächsten Mal.

Den wunderbaren Mitarbeitern der „Lebenshilfe" in Braunau und vor allem in Mattighofen sei hier herzlich gedankt für die liebevolle Betreuung, für die offene, ehrliche Zuneigung über so viele Jahre.

Nach dem Tod vom Hans, vom Vati, sind die Mutti und der Werner in die Wohnung in Lochen übersiedelt. Die Mutti hat ihn bei sich behalten, als es ihm, die letzten Monate, schlecht ging, als ihn die Krankheit müde machte. „Bleib' ma eh daheim", hat er, der so gerne fortging, mit dem Bus zur „Lebenshilfe", hinaus zu den Menschen, am Schluss gesagt. „Bleib' ma eh daheim." Sie sind daheim geblieben, die Mutti und der Werner.

Die Elke hat dem Bruder manchmal Geschichten erzählt, so wie ihnen beiden in der Kinderzeit die Gola, die Oma, von der wir kurz vor Weihnachten hier Abschied nehmen mussten, immer Geschichten erzählt hat. So spannende oder gruselige, dass sich die Kinder gegenseitig getröstet und beschützt haben. Wie glücklich war er damals, wie geduldig und zufrieden zuletzt. Die letzten Wochen waren schwer, und am schwersten für die Mutti. Aber sie hat einen „Goldschatz" an ihrer Seite gehabt, den Erich, den Schwiegersohn. Der hat mit großer Liebe und Hingabe bei der Pflege mitgeholfen, zu jeder Tages- und Nachtzeit.
Den Fünfziger hätte der Werner so gerne noch gefeiert. 49 Jahre lang hat er ein Lächeln in unsere Welt gebracht, hat die Menschen mit seiner ganz besonderen Art verzaubert. Jetzt ist er im Reich der Leichtigkeit angekommen, jetzt kann er, Werner Feneberg, ohne Beschwernisse, ohne Beeinträchtigungen, das sein, was er hier auf Erden gewesen ist: eine Menschenseele wie keine andere.

Und er wird, charmant wie er ist, den Engeln, einem nach dem anderen, einen Heiratsantrag machen und zur großen Freude aller anderen befreiten Menschenseelen die schönsten Gedichte, die er vom Opa gelernt hat, aufsagen. „Den Erlkönig", die Geschich
ten vom Waggerl. Im Advent wird er den richtigen Nikolaus würdig vertreten. Und der Himmel, wo auch immer der sich befinden mag, wird voller Musik sein und voller Fröhlichkeit.

## *„Mister Mathew, would you be so kind …“*

„Matthi, könntest du mir bitte … bei Gelegenheit …“

Wer von Ihnen, Hand aufs Herz, hat diesen Satz nicht irgendwann einmal oder immer wieder gesagt. „Matthi, könntest du mir bitte … bei Gelegenheit?“ Aber für den Matthi, Herrn Matthäus Andexer, hat es kein „bei Gelegenheit“ gegeben. Der Matthi hat alles sofort gemacht. Alles, ob das etwas sehr Wichtiges oder etwas eher Belangloses gewesen sein mag. Der Matthi war zur Stelle. Auf den Matthi war hundertprozentig Verlass. Am Tag vor seinem so völlig überraschenden, so gänzlich unerwarteten Tod war er noch beim Hans, bei seinem Sohn, in der Tauchschule und hat etwas für ihn erledigt, mit dem Auto, mit dem Anhänger. Eine Kleinigkeit. Nicht „bei Gelegenheit“, sondern sofort. Der Matthi war der gute Geist, der hilfreiche Engel. Immer. Und für jeden.

„Der Matthi war was Besonderes“, hat mir die Schneider Kathi gesagt, die legendäre Hüttenwirtin vom Zeppezauerhaus. Auch sie hat ihn oft genug angerufen, von oben, von der Hütte: „Matthi … bei Gelegenheit …“ Und der Matthi hat sich in die nächste Seilbahn gesetzt, ist rauf gefahren und mit dem schweren Rucksack zur Kathi, zum Zeppezauerhaus hinab gestapft, im Sommer, im Winter, hat gebracht, was die Kathi gebraucht hätte – „bei Gelegenheit“ –

hat einen Fensterbalken repariert, das Türschloss oder den kaputten Klodeckel. Der Matthi hat alles gekonnt und alles angepackt. Und immer sofort.

Der Matthi war, könnte man sagen, ein Kleinbauernbub. Die Eltern, der Matthäus und die Genofeva Andexer, haben einen kleinen Hof mit ein paar Goaß'n und Kühen bewirtschaftet, in Leopoldskron, am Guetratweg. Der Vater war früher in Kleinarl daheim.
Kleinbauern, Goaßbauern – da kommt man auch in so schweren Zeiten, wie es die Vorkriegs- und die Kriegsjahre in Salzburg waren, einigermaßen über die Runden. Da muss man wenigstens nicht allzu sehr hungern. Die Eltern waren fleißige Leute, und die Andexer-Kinder, der Lois, der Rudi, der Willi, die Grete, der Xandi, die Rosi, die Mathilde, der Matthi, der Franz, neun an der Zahl, haben es alle zu etwas gebracht. Jeder hat seine Karriere gemacht. Der Matthi eine ganz besondere. Gott sei Dank war er – 1931 geboren – noch zu jung, um in diesen verheerenden Krieg hineingerissen zu werden.
Als der Matthi 14 war, da war der ganze böse Spuk vorbei, und er, der schon als Bub außerordentlich geschickt gewesen ist und damals bereits für Motoren und Automobile geschwärmt hat, konnte eine Mechanikerlehre absolvieren – bei den Amis. Das war die Besatzungszeit; die Salzburger haben es mit den Amerikanern zu tun gehabt, und das waren, wie man weiß, nicht die Schlechtesten.

Der Matthi ist beim „Auswärtigen Dienst der Vereinigten Staaten“ gelandet, als Mechaniker, Kraftfahrer, Chauffeur; als Mädchen für alles, als rechte Hand, als der gute Geist – in verschiedenen Abteilungen, zum Beispiel bei der USCOA, der Hochkommission. Wie tüchtig und wie beliebt der Matthi war, beweist ein Zeugnis, das schöner nicht sein könnte, ausgestellt von Judson R. Stickney, dem landwirtschaftlichen Referenten der USCOA in Salzburg, im Juli 1951. Da war der Matthi zwanzig Jahre jung.

„Während dieser Zeit hat sich Herr Andexer“, liest man in diesem Schreiben, das mit zwei eineinhalb-Schilling-Stempelmarken amtlich beglaubigt ist, „als ausgezeichneter Chauffeur und hervorragender Angestellter erwiesen. Er war zu allen Zeiten ganz besonders höflich, arbeitsfreudig und tüchtig. Man konnte sich in solchem Ausmaß auf ihn verlassen, dass er zu wiederholten Malen viele Hunderte von Kilometern mit dem Auto allein entsandt wurde, und nie ist das Geringste vorgekommen, das unser Vertrauen in ihn als nicht gerechtfertigt hätte erscheinen lassen. Er hat auch wiederholt viele Überstunden gearbeitet, ohne jemals im Geringsten zu klagen.“

Ohne jemals im Geringsten zu klagen. Das hat mir auch die Schneider Kathi erzählt. Was der Matthi alles aufs Zeppezauerhaus geschleppt hat, welche Mühen er auf sich genommen hat. Aber er hat nie geklagt. Man hat geglaubt oder besser: man hat gewusst, dass er alles gern getan hat, mit dem Herzen. Man hat ihm die Mühen auch nicht angesehen, sagt die Schneider Kathi. Er hat noch so viel und noch so hart arbeiten können, der Matthi hat trotzdem immer gut und gepflegt ausgeschaut, fesch beinand'. Er war, sagt die Kathi, ein Sir, ein Gentleman, ein Kavalier durch und durch. Das Glas Rotwein hat dem Matthi geschmeckt, und er hat sich mit allen unterhalten können, mit den Jungen wie mit den Alten. Er hat seine Meinung gehabt und er hat den anderen ihre Meinung gelassen. Ein Diplomat war er, der Matthi, sagt die Schneider Kathi.

„Mister Mathew, would you be so kind … on occasion …"

On occasion – bei Gelegenheit; das gab's nicht. Für die Botschafter, Botschaftssekretäre, Konsule, für wen auch immer er gearbeitet hat, hat Matthäus Andexer alles sofort erledigt. Einer der „american consuls" hieß Jeremiah O'Connor. Und der hat „dem lieben Matthäus" einen Brief geschrieben. Solche Briefe hat nicht jeder!

„Wie Sie wissen", schreibt Konsul O'Connor, „werde ich nach Washington D.C. versetzt, und einer der Gründe, weshalb ich es bedaure, Österreich verlassen zu müssen, ist der, dass ich Sie nicht mehr zur Hand haben werde, wenn es darum geht, mir bei so vielen Dingen zu helfen, die Sie für mich neben Ihrer eigentlichen Stellung als erster Chauffeur des amerikanischen Konsulates erledigten." Und so weiter. Und so fort. Eine prächtige Lobeshymne auf einen 26-jährigen Mann, der der Sohn einer Kleinbauernfamilie aus Leopoldskron ist. Sein Taktgefühl wird besonders gepriesen, seine Höflichkeit wird gewürdigt – und sein „ausgezeichnetes Fahren“ sowieso.

Der Matthi, Herr Matthäus Andexer, ist viel herumgekommen damals, als Reisen, weiß Gott, noch nichts Selbstverständliches war. Es gibt ein paar alte Reisepässe, die sind mit Hunderten Stempeln bedruckt, von der ersten bis zur letzten Seite. Deutschland, Schweiz, Frankreich, Italien, England, Amerika natürlich. Im Auftrag und in Diensten der amerikanischen Botschaft hat der Matthi die halbe Welt gesehen. Und hat die interessantesten Menschen kennen gelernt. Es gibt ein schon leicht vergilbtes Schwarzweißfoto aus den fünfziger Jahren – da steht der Matthi, fesch gekleidet, Krawatte und so, strahlend lächelnd neben einem ganz Großen der Weltgeschichte: dem amerikanischen Präsidenten Harry S. Truman.
Im amerikanischen Konsulat in Salzburg lernt Matthäus Andexer auch einen gewissen Mister Woodward kennen. Und der nimmt ihn eines Tages mit auf sein Risol-Gut bei St. Jakob am Thurn, als Verwalter, Butler, Chauffeur. Das Risol-Gut, das war ein stattliches Anwesen, eine Drehscheibe der amerikanischen Haute volée, ein offenes Haus für die höhere Gesellschaft, die Reichen und Schönen, die über den großen Teich nach Salzburg kamen. Und der Matthi vom Guetratweg in Leopoldskron hat die Herrschaften mit dem Auto von den Flughäfen abgeholt oder sie zu den

Festspielvorstellungen chauffiert, und hat sich in ihrer Umgebung durchaus wohl gefühlt. Und sie sich in seiner. Der Herr Matthäus Andexer war einfach ein Sir. Bis zu seiner Pensionierung war er Mister Woodward und seinen illustren Gästen treu. Ein Sir ist er auch danach geblieben.

Der Matthi war ja nie verheiratet. Aber die Frauen hat er geschätzt, Sir Matthi, der Charmeuer. Mit der Heide, und sie war immer die Wichtigste für ihn, war er mehr als 30 Jahre in schönster Freundschaft verbunden. Und um den Hans, seinen Buben, der nicht bei ihm aufgewachsen ist, hat er sich trotzdem gekümmert. Der Hans hat Anfang April Geburtstag, und er erinnert sich mit Begeisterung, wie oft ihn, den Buben, der Vater am Geburtstag mit auf den Untersberg genommen hat. Als der Bub, der in Hallein groß geworden ist, ein eigenes Fahrrad besaß, ist er oft mit dem Rad von Hallein nach Leopoldskron gefahren, um den Vater zu besuchen. Die Liebe zwischen Vater und Sohn ist gewachsen und gewachsen, und der Matthi hat fast jeden Tag beim Hans in der Tauchschule vorbei geschaut, einfach so. Oder um irgendwas zu tun … bei Gelegenheit. Also sofort. Gewohnt haben sie dann ja auch im selben Haus, der Matthi und der Hans.
Als der Peter, der Sohn von Matthis Schwester Mathilde, im Zeppezauerhaus als Hüttenwart zu arbeiten begonnen hat, war der Matthi fast täglich bei ihm oben, um zuzupacken. „Mein Adlatus“, sagt der Peter. „Adlatus“ kommt aus dem Lateinischen: ad

latus – „an der Seite“. Der Matthi war immer „an der Seite“. Er hat für alles eine Lösung gefunden, der Matthi konnte so herrlich improvisieren.

Der Matthi ist dort gestorben, wo er geboren worden ist. In Salzburg-Leopoldskron, am Guetratweg. Den kleinen Bauernhof hat man irgendwann einmal abgerissen, aber an Ort und Stelle hat der Matthi ein Haus gebaut. Die Mathilde, seine Schwester, hat gleich gegenüber gewohnt, mit ihrem Sohn, dem Peter und den Seinen. Man hat sich zuwinken können, über die Straße hinweg. Sie haben sich oft zugewunken, der Matthi und die Mathilde; sie haben oft gemeinsam gefrühstückt und gemeinsame Ausflüge unternommen. Er hat sich um seine Schwester gekümmert, als sie vor zwei Jahren schwer krank wurde. Manchmal ist er auch – aber das war halt der Matthi – mit einer der hübschen Pflegerinnen, die die Mathilde betreut haben, auf einen Kaffee oder auf ein Eis gegangen. Ein bissl ratschen. Als die Mathilde vor drei Wochen gestorben ist, ist für den Matthi eine Welt zusammengebrochen. Dass die Schwester nicht mehr da war, das hat ihn unruhig gemacht.
Wirklich krank ist der Matthi ja nie gewesen – ein paar Wehwehchen, aber sonst? Er war ein Sportler. In seinen besten Zeiten ist er mit dem Rad locker über den Großglockner gefahren; bis vor kurzem war er noch bei vielen Ski-Abenteuern dabei, vom Arlberg bis Südtirol. Und auf den Untersberg ist er immer noch ohne Stöcke rauf, freihändig.

Ein bisschen langsamer ist er vielleicht geworden in den letzten Jahren, aber beim Spazierengehen mit der „Luna", der zehn Jahre alten Promenadenmischung, die die Heide einstens in Abtenau vor dem Einschläfern gerettet hat, beim Spazierengehen mit der „Luna" war der Matthi immer noch der Schnellere, auch am Schluss. 40-Kilo-Säcke hat er keine mehr zum Zeppezauerhaus geschleppt. Aber sonst?
Nein, keine ernsthaften Krankheiten. Nach einem besonders hartnäckigen Schnupfen hat er vor Jahren den Geruchssinn verloren. „Jetzt gibt es niemanden mehr, den ich ‚nicht riechen' kann!", hat der Matthi gesagt und geschmunzelt. Ein blendender Autofahrer ist er geblieben buchstäblich bis zum letzten Lebenstag.
Spaß hat man immer mit ihm haben können. Zither hat er auch gespielt, und gar nicht schlecht. Seinen Garten hat er geliebt, und manchmal hat er Pflanzen, die andere ausgerissen und weggeworfen haben, in seinem Gartl eingesetzt und gemeint: „Schau ma', was' draus wird!" Und oben, vom Zeppezauerhaus aus, hat er bis vor kurzem Amerikanern und Japanern, Menschen aus aller Herren Ländern, das unvergleichliche Panorama gezeigt: sein Salzburg. Da hinten, wird er wohl in perfektem Englisch das eine oder andere Mal erklärt haben, da ganz weit hinten liegt die Leopoldskron.
„Bei mir soll es einmal schnell gehen", hat der Matthi zum Peter einmal gesagt. Am Donnerstag hat er noch die Heide besucht und ist mit der „Luna" spazieren

gegangen, war beim Hans in der Tauchschule, und dann ist er heimgefahren.
„Ich geh jetzt schlafen“, hat er zu seinem Sohn am Telefon gesagt. Am Freitag, als sich der Matthi nicht blicken ließ, hat man die Türe zu seiner Wohnung aufbrechen müssen. Der Matthi war tot. Aus heiterem, düsterem Himmel.
„Um den Matthi“, hat mir die Schneider Kathi gesagt, „war immer ein Hauch von Frieden. Der Matthi war einer, der Ruhe und Frieden ausgestrahlt hat. Er hat“, sagt die Schneider Kathi, und ein schöneres Kompliment hab ich selten gehört, „er hat von außen und von innen gestrahlt.“
Das Wort „Matthäus“ kommt aus dem Hebräischen und heißt: „Geschenk Gottes“.

Der Matthi hat die Welt gesehen und sein Salzburg mit seinem Untersberg über alles geliebt. Der Matthi war schon was ganz Besonderes.

„Matthi, könntest du für mich bitte … bei Gelegenheit …“
Der Matthi wird fehlen! Der Matthi fehlt jetzt schon!

## *„Stieglitz, Stieglitz, 's Zeiserl is krank!*

Rupf ma eam a Federl aus,
mach ma eam a Bettal draus ...
Stieglitz, Stieglitz, 's Zeiserl is krank!"

Ein altes Kinderlied; wir alle haben es einmal gesungen oder die Mutter hat es uns vorgesungen. Der Stieglitz muss ein ganz besonders liebenswerter, kluger, behutsamer Vogel sein. Einer, den die anderen um Rat fragen, einer, der hilft in der Not. „'s Zeiserl is krank!"

Josef Krög, der Sepp, hat alle Vogerl gemocht, aber den Stieglitz am allermeisten. Seine Melodien hat er pfeifen können, sogar im Krankenhaus noch. Das ist ja erst ein paar Tage her. Hat es versucht, und es ist ihm gelungen. „Es geht noch", hat er nach der Stieglitz-Melodie gemeint, „auch ohne Zähne!" Das war zwei Tage vor seinem Tod.

Am Samstag, dem 19. Juni, als die Nacht grad in den Tag übergegangen war, als die geliebte Familie um sein Bett stand, in dem er ruhig und friedlich eingeschlafen ist, als das Fenster leise geöffnet wurde – da haben plötzlich alle Vögel draußen zu singen angefangen. Und die Stieglitze am lautesten. Jedenfalls wird er, Sepp Krög, ihre Stimmen am lautesten gehört haben, als Abschieds- und als Willkommensgruß.

Der Stieglitz ist ja auch einer der schönsten heimischen Vögel, in seinem farbenfrohen Federkleid. „Als Gott allen Vögeln ihre Farben gab“, heißt es in einer alten, hübschen Geschichte, „blieb der Stieglitz bescheiden in der hintersten Ecke sitzen. Schließlich kam er als Letzter zu Gott, der keine Farbe mehr hatte. Da suchte Gott aus jedem Topf noch einen kleinen Tupfer. So kamen der rote Schnabelgrund, der schwarze Scheitel, die schwarzen Flügel und der Schwanz zustande, die gelbe Binde über den Flügeln, die weißen Tupfen an Kopf, Flügeln und Schwanzfedern, der lichtbraune Rücken und die gelbweiße Unterseite.“ 's Zeiserl is' krank! – Aber der Stieglitz wird schon helfen. Der hat immer geholfen. Dem Zeiserl. Dem Sepp.

Am kommenden Samstag wäre es wieder losgegangen: die Fahrt ins Paradies auf Erden, wie immer im Sommer, seit 30 Jahren, wie letztes Jahr noch – die Fahrt ins Burgenland, an den Neusiedlersee, nach Rust. War alles schon geplant und gebucht.

Rust haben der Sepp und seine Familie eher zufällig entdeckt. Wollten einen Wochenendausflug nach Werfenweng unternehmen, lang ist es her, aber dann war das Wetter so schlecht und der Sepp ist einfach mit dem Wagen abgebogen und weitergefahren, bis die Sonne herausgekommen ist. Da waren sie in Rust. Und sind immer wieder gekommen; zum Weinbauer Lackner, in die kleine Pension.

Rust – das ist eine Heimat geworden, weil den Sepp und seine Resi vieles dort, die Landschaft, die Häuser, an die eigentliche Heimat erinnert hat: Semlin. Semlin/Franztal.

Dort wird der Sepp am 11. März 1924 geboren. Semlin, ein Vorort von Belgrad; Franztal, ein Stadtviertel. Zwischen rechtem Donau- und linkem Save-Ufer gelegen; Donauschwabenland. Franztal, weil Kaiser Franz der Erste von k.u.k-Österreich 1816 der freien Militärstadt Semlin die „allerhöchste Erlaubnis“ zur Gründung einer deutschen Vorstadt erteilte. Nur sollte sie eben nach ihm, Franz dem Ersten, Franztal benannt werden. Die Franztaler hatten mit den anderen Nationalitäten im Vielvölkerstaat keinerlei Probleme; man lebte sehr lange friedlich zusammen.

Die Eltern vom Sepp und seinem Bruder Franz, Barbara und Philipp-Johann Krög, sind Bauern, besitzen und betreiben mit viel Einsatz und Kraft ihren Bauernhof. Einen Großvater gibt es, den der Sepp sehr geliebt hat. Immer wieder, bis in die letzten Jahre, hat er von seinem gütigen, klugen Opa erzählt. Der war auch ein Bauer und Besitzer eines Pferdes namens „Ferri“, auf dem der Sepp und der Franz, die kleinen Buben, manchmal reiten dürfen. Ansonsten heißt es auch für die Kinder: mitanpacken, bei der Heuernte oder beim Erdbeerbrocken für den Wochenmarkt in Belgrad. Der Sepp ist erst neun, da

führt er schon das Ross mit dem Pflug. Harte Arbeit, aber auch ein abenteuerliches Leben.
Streng verboten ist den Buben nur eines: in der Donau oder in der Save zu baden. Zu viele Menschen, Erwachsene, Kinder, sind in den heftigen Strudeln und Strömungen ums Leben gekommen.
Wenn die Eltern abends an der Haut der Kinder zu riechen glauben, dass sie wahrscheinlich doch, und sei es noch so kurz, tagsüber im Wasser untergetaucht sind, gibt es auch schon heftige Ohrfeigen. Das ist reiner Schutz, pure Angst um den Franz und den Sepp. Schwimmen freilich lernen sie dadurch nie.

Der Neusiedlersee, weil er so seicht ist. Da kann man mit dem Boot hinausfahren und es wird nicht viel passieren. Mit der Resi und den Töchtern fährt er, der Sepp, über den See, dann mit dem Gerhard und der Daniela im Tretboot; schließlich chauffiert er die jüngsten Enkelinnen, die Sabrina und die Regina im Elektroboot, die Kapitänsmütze auf dem Kopf, von Rust aus auf die offene See. Einmal fällt er, der Nichtschwimmer, doch ins Wasser und steht Todesängste aus. Aber alles geht gut, und Rust bleibt seine zweite Heimat.

In Franztal, damals, gleich in der Nachbarschaft, wohnt auch ein Mädchen namens Theresia, Resi, mit ihren Zieheltern. Die beiden, der Sepp und die Resi, kennen einander natürlich, besuchen die gleiche Schule, und später treffen sie sich manchmal beim

Tanzen; Donauschwabenmusik. Ins Gemüt gehend und kraftvoll zugleich.

Der Sepp ist ein ausgezeichneter Sportler, schon in jungen Jahren, ein grandioser Läufer und ein noch grandioserer Fußballer, ein Stürmer. Fußball wird ihn begeistern, aktiv und passiv, bis zu seinem letzten Tag hier auf Erden. Am 18. Juni, am Tag vor seinem Abschied von dieser Welt, schaut er im Landeskrankenhaus noch Fußball-WM. Am frühen Nachmittag hat Deutschland gegen Serbien 0:1 verloren; Podolski hat einen Elfer verschossen. Und der Sepp, schon sehr gezeichnet von der Krankheit, hat in seiner klaren Gelassenheit gemeint: „Wieso lasst man den Podolski den Elfer schießen."
Bei diesem Spiel, in der 33. Minute, knallt ein serbischer Spieler einen Freistoß um ein paar Zentimeter am deutschen Tor vorbei. Der Spieler heißt Aleksandar Kolarov und ist 1985 geboren, in Zemun, in Semlin, in Josef Krögs Geburtsstadt.

Das Große Sportabzeichen hätte er, der Sepp, locker geschafft, wenn da nicht das Schwimmen gewesen wäre. Ein bisschen betrübt ist er schon gewesen, später, im Alter, dass aus den Enkelkindern keine Sportler geworden sind, obwohl ihm die Regina einmal sogar gekonnt den Handstand vorgeführt hat. Dass der Gerhard zwei linke Füße hat, ungeeignet für den Fußballsport, hat er nicht böse gemeint.

Aber nächste Woche wäre er mit ihnen über den Neusiedlersee gekurvt. Und am Nachmittag, liebe Tradition, hätte er mit seinen Enkelkindern, das hat ganz einfach dazugehört, „Mensch ärgere dich nicht" gespielt. Der Opa hätte den Würfel zwischen den Handflächen geschüttelt und vor dem Wurf gerufen: „Huuuuiii, a Sechser!" Und hätte, wie so oft, wirklich einen Sechser gewürfelt. Oder hätte, wenn er die Daniela, den Gerhard, die Sabrina oder die Regina nach den Regeln des Spiels rauskicken hat müssen, mit Unschuldsmiene gemeint: „Siag i' des richtig? Des tuat ma jetzt sooooo load!"

Ach, der Opa!

Wie gesagt: geht alles gut in Semlin/Franztal. Josef Krög beginnt eine Lehre als Zimmermann; aber da ist schon der Krieg ausgebrochen und nichts geht mehr gut. Der Sepp und sein Bruder Franz rücken zur Wehrmacht ein; den Sepp verschlägt es in den Norden, nach Finnland, den Franz in den Süden, nach Griechenland. Der Sepp kommt heil davon; der Bruder Franz wird, das Schlimmste für eine Familie, für „vermisst" erklärt. Kommt nie zurück, und ein Grab gibt es auch nicht. Aber noch nicht genug des Schmerzes.

Die Donauschwabenidylle wird jäh beendet; im Oktober 1944 werden die Deutschsprachigen gezwungen, die Heimat zu verlassen, über Nacht. Die Franz-

taler fliehen mit der Bahn, auf der Donau oder mit dem Pferdewagen, zu Fuß, mit kaum mehr als dem, was auf einen Leiterwagen zu packen ist.
Vier Wochen Flucht, auch für die Eltern vom Sepp und für die Resi mit ihren Zieheltern, mehr als 1.000 Kilometer weit. Am 5. November 1944 kommen 167 Bauernwagen mit Franztalern über Ödenburg und Niederösterreich in Mondsee an. Viele Männer, auch der Sepp, kämpfen noch an irgendeiner Front.
Aber dann ist auch dieser Alptraum endlich vorbei. Josef Krög kommt zurück, findet seine Eltern, findet seine Resi in Mondsee. „Ich hab nix, nur a Paar Schuah und des, was i' am Leib trag", sagt er. „Und zwei Hände zum Arbeiten!" Der Sepp fängt sofort als Sägearbeiter und bald schon als Zimmermann an, in Zell am Moos, Schärding, Mondsee. Schließlich in der Gutsverwaltung Oberhofen. Der Sepp ist ein fantastischer Zimmerer, Stiegenschalen, Wendeltreppen; in kürzester Zeit kann er einfach alles. Und die Liebe zur Resi, dem Nachbarmädel aus Semlin/Franztal, wird größer und größer.

Am 9. Oktober 1948 heiraten die beiden. 1951 erblickt das erste Töchterlein das Licht der Welt, die Theresia, die Resi, die bis heute „die Mädi" bleiben wird. Aber jetzt lockt Salzburg. Der Sepp und seine Eltern und die Resi und ihre Zieheltern bauen gemeinsam und mit Hilfe von Freunden ein Haus in der Tassilostraße in Liefering. Anfangs geht's immer vom

Bahnhof zu Fuß hinaus an den Salzachsee. Ein langer Weg. Der Sepp trägt auf der einen Schulter, in einem Sack, Keile fürs Bauen und auf der anderen die Mädi. Mitte der fünfziger Jahre kann man im eigenen Haus einziehen.
Josef Krög arbeitet bei verschiedenen Baufirmen als erstklassiger Zimmermann, bei Franz Wagner, Hofman und Maculan zum Beispiel. Am längsten, 26 Jahre lang, wird er bei der Baugesellschaft Heuberger beschäftigt sein, tüchtig und höchst erfolgreich. In späteren Jahren wird er manchmal mit den Seinen durch die Stadt spazieren und bei manchem Wohnhaus, bei mancher Schule, bei manchem öffentlichen Gebäude mit berechtigtem Stolz sagen: „Die Zimmermannarbeiten hab *ich* gemacht!“ Schief sind seine Häuser nie geworden!

1957: der zweite helle Stern im Leben von Resi und Sepp Krög: die Waltraud wird geboren. Das erste Haus ist jetzt zu klein, aber das kann einen Zimmermann nicht erschüttern; mit der Hilfe von Kollegen, Nachbarn und der gesamten Familie wird in der Aribonenstraße ein neues Haus gebaut. Und die Resi steht an der Mischmaschine.

In Mondsee, als die Donauschwaben hier Fuß fassen und sich eine Heimat einrichten konnten, hat der Sepp mit einem Freund einen Fußballverein gegründet. Der Graf Almeda hat ihnen großzügig einen Platz zur Verfügung gestellt.

Bald hat man im Meisterschaftsbetrieb mitgespielt, gegen Vöcklabruck oder Steyrermühl. Und oft genug hat man auch gewonnen; aber weil meist zu viele Nichtösterreicher, Donauschwaben, in der Mannschaft waren, wurden auch Siege offiziell in Niederlagen umgewandelt. So hart war das Leben, auch noch nach dem Krieg. Die Lust am Fußballspielen hat der Sepp trotzdem nicht verloren. Und die Resi ist immer dabei, wenn der Sepp seine Tore schießt.

In Salzburg wird er ein „Violetter“ mit Haut und Haaren. Leidenschaftlicher Anhänger der Austria Salzburg. Ins Stadion in Lehen kommen die Resi und er, später auch die Kinder und Enkel, zu fast jedem Spiel, viele Jahre lang, damals schon, als der Praschak, der Feldinger Franz oder der Adi Macek aufgeigen. Stadion-Dauerkarten-Besitzer Familie Krög.

Auch den FC Bayern München verehrt er sehr, zu Franz Beckerbauers, Sepp Maiers, Gerd Müllers Zeiten.

In Mondsee damals hat er einmal an einem wichtigen 3.000-Meter-Lauf teilgenommen, mit großer Konkurrenz. Er, der Sepp, Startnummer 62 und in geliehenen Schuhen (eigene Laufschuhe hätte er sich nicht leisten können), ist zum Training die Strecke Mondsee – Thalgau und zurück gelaufen. Dann hat er gesagt: „Jetzt geht's!“ und das Rennen gewonnen.

Diese Liebe zu, dieses Interesse für die Vögel. Im Salzkammergut sind ja damals und manchmal auch heute noch (uraltes Brauchtum) die Vogelfänger unterwegs. Der Sepp stellt in seinem Garten stattliche Volieren auf, bestens gerüstet für seine gefiederten Freunde. In den guten Zeiten leben dreißig Vögel bei ihm und singen, wohlgelaunt, ihre Melodien.
Bevor Josef Krög zur Arbeit geht, an welcher Baustelle auch immer – zuerst werden die Vögel gefüttert, mit schier Franziskanischer Liebe und Geduld. Und er lauscht so gerne den Vogelstimmen; auch während der Arbeit hört er immer wieder das Pfeifen und Singen und kann den anderen genau erklären, wer da singt und pfeift. Bei vielen Vogelausstellungen ist er dabei. Nicht nur Experte – ein wahrer Freund der Tiere.
Vögel und Katzen – das sind nun einmal natürliche Feinde. Vögel singen ja nicht während der Mauser oder wenn sie unfreiwillig Federn verlieren. Wenn zum Beispiel eine Katze die Vögel in der Voliere so erschreckt, dass sie in Panik gegen die Gitter flattern. Dem Sepp ist einiges eingefallen, um die Katzen in ihre Schranken zu weisen. Dass er, ganz am Schluss, die Katze von der Daniela auf seinen Schoß genommen und gestreichelt hat, das war die große Versöhnungsgeste eines weisen, gütigen alten Mannes.

Die Resi, die Liebe seines Lebens. Hat überall mitgemacht, überall mitgearbeitet. Und er mit ihr. Getanzt haben die beiden fast ausschließlich miteinander, zur

Donauschwaben- oder zur Egerländer Musik. Sie hat ihm beim Bauen, er ihr beim Backen geholfen.

Als es der geliebten Resi schlechter ging, hat er noch mehr Arbeiten übernommen, den ganzen Haushalt. Und wenn sie spazieren gegangen sind, hat er sie fest an der Hand genommen und sicher geführt. Ein wunderbarer Weggefährte, an guten und an schlechten Tagen, durch die Krankheit, fast 15 Jahre lang, bis zu ihrem Tod. Stieglitz, Stieglitz, 's Zeiserl is' krank. Er selber, der Sepp: pumperlg'sund sehr lang in seinem Leben und geistig ganz jung und wach geblieben bis zum letzten Tag.

Ein „Holzgeier", das war seine eigene Formulierung, ist er gewesen. Hat immer Holz gesammelt, von den Polieren, von Nachbarn geschenkt bekommen. Als Brennholz, als Arbeitsholz zum Basteln von Blumenkistln zum Beispiel.
Tomaten hat er gezogen, direkt aus den Samen, hat sie zum richtigen Zeitpunkt in die Mistbeete gesetzt, sie zum richtigen Zeitpunkt mit alten Teppichen geschützt vor dem Frost.

Wenn er mit dem Rasenmäher unterwegs war, dann wie ein Sportler, ein Mittelstreckenläufer.

Zwei Zeitungen täglich hat der Sepp gelesen, nicht nur den Sport, und hat seinen Töchtern, Schwiegersöhnen und Enkelkindern alles über die Welt erzählen können.

Manchmal hat er seine Damen zum Einkauf begleitet, wenn es um ein Trachtenkostüm oder ein Ballkleid, von der Daniela zum Beispiel, ging. Und der Papa, der Opa, hat immer mit Geduld die kleinen Modevorführungen abgewartet und ein fachmännisches Urteil abgegeben.
Hunde hat er gemocht und besonders die „Fini“, die schwarzbraune Dackelhündin, deren Pfötchen auf der Traueranzeige für den Sepp verewigt ist. Die haben aufeinander geachtet und geschaut, abwechselnd, ob er, ob sie schon schläft.

Als Vater war er streng und gütig. Als Opa war er sanft und gütig. Wie sein Großvater damals in Franztal zu ihm.
Wenn ihm ein Chef scharf gekommen ist, hat er scharf gekontert. Konfrontationen hat er nicht gescheut.

Vor dem Tod hat sich Josef Krög nicht gefürchtet. Er hatte ein erfülltes Leben hinter sich, seine Lieben, die Familie, um sich, und zuletzt auch noch den Fernseher mit den Fußballspielen. Auch wenn er längst lieber auf die Vogelstimmen von draußen gehört hat als auf die Torschreie.
„Da geht's ja fröhlich zu“, haben die Pflegerinnen gemeint, beim Blick ins Krankenzimmer, wenn die Seinen bei ihm waren und er, der Papa, der Opa, für einen Fotoschnappschuss eine kleine Lausbuben-Grimasse versucht hat.

Die Sabrina hat sich zu ihm gekuschelt, fast ganz am Schluss. ’s Zeiserl ist krank! Aber der Stieglitz und die anderen haben ihn abgeholt mit lautem, wunderschönem Gesang.

## *Der Donauwalzer ist verklungen*

Wenn jetzt der 1. Jänner wäre, irgendein 1. Jänner der letzten Jahrzehnte, kurz nach Mitternacht – dann hätte die Anni, Anna Zdrazil, grad mit der Ruth, ihrer Tochter, diesen Donauwalzer getanzt und wäre sehr beschwingt und sehr glücklich. Ihre Musik! Wiener Musik! Der Donauwalzer! Es wird ein gutes Jahr, würde sie sagen, auch wenn die letzten Jahre – wie oft in ihrem Leben – keine guten Jahre gewesen sein mögen. Aber die Anni hat sich nie unterkriegen lassen, hat immer voller Zuversicht in die Zukunft geblickt. Auch wenn alle anderen rund um sie betrübt, voller Angst oder Zweifel waren. „Jetzt erst recht!“, das war ihre Lebensdevise. „Es geht weiter!“, der wichtigste Satz in ihrem Leben. Das Leben, irgendwie, geht weiter.

Oder ein 1. Jänner, kurz nach dem Mittagessen, nach der ersten Zugabe der Wiener Philharmoniker beim Neujahrskonzert. Seit 50 Jahren gibt es diese Fernsehübertragungen, und die Anni, Anna Zdrazil, hat kaum eine versäumt. Auch die letzte nicht, die mit dem Dirigenten Barenboim, obwohl es ihr da, beim letzten Jahreswechsel, nicht mehr wirklich gut gegangen ist. Jetzt also, als erste Zugabe: „An der schönen blauen Donau …“

Die Donau ist nicht immer schön und blau, das Leben nicht immer leicht und beschwingt wie ein Neujahrs-

konzert. Die Anni hat das am eigenen Leib zu spüren bekommen. Sie hat das Paradies gesehen und die Hölle kennen gelernt. Das Paradies: das war Brünn, die Geburtsstadt, am Anfang jedenfalls. Brünn muss eine faszinierende Stadt gewesen sein, pulsierend, lebendig, ein kulturelles Zentrum. Nach dem Ersten Weltkrieg lebten in Brünn etwa 55.000 deutschsprachige Bürger, 12.000 jüdische. Die Familie, in die die Anni am 17. April 1921 als letztes von fünf Kindern hinein geboren wird, heißt Rient und ist keine von den armen Familien. Man besitzt ein großes Haus mit einem riesigen, wunderschönen Garten.
Als die Anni das Licht der Welt erblickt, ist der Vater schon 56 und er liebt es, sein Töchterlein in eines der Brünner Kaffeehäuser mitzunehmen. Stolz darauf, dass er, der ältere Herr, noch so eine süße kleine Tochter hat.
An diese Kaffeehausbesuche mit dem Vater hat sich Anna Zdrazil am Ende ihres Lebens gerne erinnert. Wie überhaupt an Brünn, damals. Die Anni ist das Nesthäkchen, die Nachzüglerin. Als der Vater stirbt, ist das Mädchen 12 Jahre alt. Die Mutter, eine geborene Trnka, ist ja auch nicht mehr jung bei Annas Geburt. 22 Jahre vorher hat sie ihrem ersten Kind, der Adi, der Adele, das Leben geschenkt, dann sind noch zwei Buben und ein Mädchen, die Trude, gekommen. Und viel später die Anni. Einer der Buben stirbt früh.

Die Trude ist für die Anni viel mehr als nur die ältere Schwester, sie wird für sie sowas wie eine zweite Mutter, übernimmt die Aufgaben der Mutter, kümmert sich um die Kleine, erleichtert ihr mit ihrer schwesterlich-mütterlichen Fürsorge den Eintritt ins Leben. Irgendwann einmal verlässt die Trude die böhmische Heimat, geht nach London, um zu studieren, heiratet einen Inder, kommt nach Russland, dann nach Amerika, ein abenteuerliches Leben!

Die Adi, die Älteste der Rient-Kinder, grad noch im vorigen Jahrhundert geboren, heiratet einen der reichsten Männer von Brünn, genießt es, Mitglied der Hautevolee zu sein, um später dann, als aus dem Brünner Paradies die Hölle wird, alles zu verlieren.

Der Bruder Walter, Architekt von Beruf, verliebt sich in eine Jüdin, die Käthe, und heiratet sie. Und bald schon, auch in Brünn, ist sowas fast ein Selbstmordkommando. Der Walter wird dafür nicht nur einmal ins KZ kommen. Und die Anni, das Nesthäkchen, furchtlos, mutig, herzensgut, wird sich um die Käthe, die Schwägerin, kümmern, wird sie trösten, beruhigen, beschützen.

Aber noch sind wir, auch wenn sich schon politische Wirren ankündigen, im Paradies. Die Rient sind eine angesehene, glückliche Familie. Die Anni ist eine gute Schülerin und genießt das Leben in Brünn. Die Kinder wachsen zweisprachig auf, aber die Anni hat kein

großes Interesse am Tschechischen. Wenn der Vater oder die Mutter sie mit tschechischen Sätzen anreden, bleibt das Mädchen stumm, bis die Eltern resignieren und den Sprachunterricht einstellen. Wenn man von Annis Kinderzeit erzählt, darf man auch den „Roggi" nicht vergessen, diesen schnauzerartigen Wollknäuel, Annis vierbeinigen Liebling.
Eigentlich sollte ja Käthes Mutter den „Roggi" bekommen, aber als die ihn sieht – nicht unbedingt ein Hundefan – schreit sie: „Hilfe, der frisst mich auf!" Und schon gehört der „Roggi" der Anni und begleitet sie fortan durch ihr Kinderleben.

Lasst uns über die Liebe reden! Es gibt viele Orte, einander zu begegnen, sich zu finden, sich zu verlieben. Romantische Orte, weniger romantische. Der unromantischste Ort ist wohl eine Zahnarztpraxis. Und genau dort, im Warteraum, eines Tages im 35er-Jahr, sitzt die 14-jährige Schülerin Anna Rient mit Zahnschmerzen, als ein 17-jähriger Bursche mit dem Namen Erich auftaucht, Erich Zdrazil, und auch er wird von Zahnschmerzen gepeinigt.
Gegen Amors Pfeile sind die Betäubungsspritzen eines Zahndoktors eine Bagatelle. Kurzum: es ist Liebe auf den ersten Blick, und die beiden jungen Menschen treffen einander auch ohne Zahnschmerzen wieder. Wobei es gar nicht so einfach ist, einen Termin für ein Rendezvous zu finden. Der junge Gymnasiast Erich ist ein leidenschaftlicher und bereits ziemlich erfolgreicher Sportler.

Training oder Rendezvous – das ist keine kleine Entscheidung damals. Am Anfang siegt oft das Training; die Liebe muss stundenlang warten. Immerhin ist Erich Zdrazil ein Ass im Tischtennis und eine große Hoffnung als Eishockeyspieler. Er wird es später bis in die tschechische Nationalmannschaft schaffen.

Die Liebe hält das locker aus. Im Gegenteil: die Liebe zwischen Anni und Erich, damals in Brünn, wächst mit jedem Tag; 1940 schließlich, (die Anni hat grad maturiert, der Erich ist Student der Chemie) geben die beiden einander das Ja-Wort. Jetzt tobt bereits dieser wahnsinnige Krieg, und auch die Rient werden davon nicht verschont. Der Bruder Walter ist im KZ, der Erich muss einrücken. Schließlich fällt die ganze paradiesische Welt wie ein Kartenhaus zusammen. Die Rient verlieren alles, Häuser, Grund, Heimat. Am 31. Mai 1945 tritt die Anni, mit nichts als einem Rucksack als Habseligkeit, diesen Marsch der Vertriebenen an, mit anderen Frauen, Kindern, alten Leuten. 27.000 Menschen, die die Heimat verlassen müssen, 5.000 überleben den Marsch von Brünn Richtung Österreich nicht. Die Anni schafft es, kommt über die Grenze, findet bei einem Bauern in Niederösterreich Arbeit und Quartier.
Dann ist der Krieg endlich endgültig aus, und der Erich macht sich auf die Suche nach seiner Anni. Er findet sie. In Ramersdorf beginnt ihr zweites Leben. Erich Zdrazil kann als Chemiker bei der ÖMV anheuern. 1947 fällt ein neuer Lichtstrahl in die Welt

der beiden Vertriebenen: das Töchterlein Ruth wird geboren. Anfang der fünfziger Jahre geht's weiter, nach Wien.
Wien-Favoriten wird eine neue Heimat. In Favoriten sind viele bedeutende Menschen aufgewachsen: der Kabarettist Gerhard Bronner zum Beispiel, der berühmteste österreichische Fußballer aller Zeiten, Matthias Sindelar, oder der Wiener Bürgermeister Helmut Zilk. Bei dessen Verabschiedung im Stephansdom in Wien ist *auch* der Donauwalzer gespielt worden. Außerdem gibt es in Wien-Favoriten den Laaer Berg zum Spazierengehen und die Ziegelteiche zum Baden, ein Paradies, wieder eines, ein kleines zumindest, für die Anni und die Ruthi.

Die Anni ist der ruhende Pol in der kleinen Familie, sie kümmert sich um alles, sie macht es allen recht. Die Anni ist eine begnadete Schneiderin, das hat sie sich selbst beigebracht. Aus Vorhangstoffen näht sie Kleider für die Ruth, und alle bewundern das Mädchen, wo sie diese schönen Sachen her hat. Hat alles die Mama gemacht! Auch für sich selbst näht sie Kleider, Kostüme, Mäntel.
Ihr Mann, der Erich … der ist der unruhige Geist. Aus Brünn über Ramersdorf nach Wien, das reicht ihm beileibe nicht. Er möchte weiter, möchte in die Welt hinaus, mit der Anni und der Ruth auswandern. Australien, Brasilien, Schweden. Erich Zdrazil spricht in den zuständigen Botschaften vor; Frau und Tochter teilen seine Abenteuerlust nicht so ganz.

Letztendlich lässt er sein Mädchen entscheiden. „Ruthi", fragt er eines Tages, selbst mit den Gedanken und mit dem Herzen schon weißgottwo, sein Töchterlein, „Ruthi, möchtest du lieber hier bleiben oder auswandern". Und die Ruthi, das Kind, möchte bleiben. Zur Freude der Anni, der Mutter. Also bleibt man in Wien.

Den Erich zieht es trotzdem weg, nach Berlin zumindest. Er möchte sich etwas Neues aufbauen; als exzellenter Chemiker hat man überall seine berufliche Chance. Er baut sich auch in kürzester Zeit eine eigene Firma auf und holt seine zwei Mädels, die Anni und die Ruth, in den Sommerferien zu sich nach Berlin.

Den beiden gefällt Berlin, keine Frage, aber nicht für immer, nicht zum Hier-Leben. Der Vater, gesellig wie er ist, hat schon viele Freunde in Berlin gefunden, nicht zuletzt die Mitwirkenden des berühmtesten Berliner Kabarett-Ensembles aller Zeiten, der „Berliner Stachelschweine". Die hatten ihre Bühne im Lokal „Ewige Lampe" in der Rankestraße, und damals waren Kaliber wie Jo Herbst, Günter Pfitzmann vor allem und Achim Strietzel, der den damaligen Bürgermeister Willy Brandt so gut parodieren konnte, mit von der Partie.

Der Erich wäre liebend gern in Berlin geblieben. Diesmal ist es die Anni, seine Frau, die ihm einen Strich durch die Berliner Familien-Rechnung macht. Anfang der sechziger Jahre – das ist ja auch die Zeit des kalten Krieges, bald schon wird die Mauer quer durch Berlin errichtet. Die Anni, vernünftig wie Frauen sind, meint: „Wir haben schon einmal alles verloren!" Berlin war damit für die Zdrazils gestorben. Dafür zieht man nach Bad Dürkheim und bald nach Mannheim.

Die Wiener Wohnung geben sie nicht auf; Ostern, Weihnachten, die Sommerferien verbringt die Familie in Favoriten. Und fährt jedesmal auch auf Besuch in die alte Heimat, diese Seelenheimat Brünn. Mutter und Tochter zieht es außerdem magisch in den Süden, ans Meer, an die Adria, Cessenatico, Caorle vor allem. Damit kann der Erich nichts anfangen. Wenn Urlaub, dann allein in Kärnten oder einfach so für sich beim Goldwaschen in Rauris zum Beispiel. Ein Abenteurer bleibt ein Abenteurer, sein ganzes Leben lang.

Wer kein Abenteurer ist, wie die Anni zum Beispiel, den plagt bald einmal das Heimweh. Mannheim ist nur eine vorübergehende Episode. Die Anni will wieder ganz zurück nach Österreich. Der Vater gibt klein bei. Im Grunde seines Herzens ist ja auch er so eine böhmisch-österreichische Mischkulanz, und so fällt der Abschied von Deutschland nicht ganz so schwer. Arbeit findet Erich Zdrazil, der erfolgreiche Chemiker, auch in Österreich, in Salzburg; eine neue Heimat findet die Familie in Muntigl bei Bergheim. Eine Gegend zum Wohlfühlen! Diese sanfte Landschaft,

die Bauernhöfe, die Wiesen, Wäldchen, Felder, der Teich, die Fischach, der Mühlbach. Und in der Stadt Salzburg ist man auch rasch.
Auch Anthering und Oberndorf, wohin man noch übersiedeln wird – so richtig sesshaft wird man, wenn man die erste Heimat so brutal verloren hat, wahrscheinlich nie –, auch Anthering und Oberndorf sind ja nur einen größeren Katzensprung von Salzburg entfernt. Der Erich ist ein blendender Alleinunterhalter, die Tochter Ruth ist eine würdige Nachfolgerin, die beiden haben gern Menschen um sich. In Muntigl spricht man bald schon von der „Pension Zdrazil", weil die Besucher einander die Türklinke in die Hand drücken. Die Anni kümmert sich um das Wohl aller. Manchmal seufzt sie, aber nur ganz leise: „Ihr habt's die Unterhaltung, und ich die Arbeit!"

Eigentlich hat sich die Anni ja eines vorgenommen: Reisen. Einen angenehmen fixen Ort zu haben, ein Zuhause, und von dort aus viel reisen. Aber da gibt es noch einen Wunsch, so seltsam der beim ersten Mal Hören vielleicht klingt. Die Anni Zdrazil, inzwischen 47 Jahre alt, möchte gern zu arbeiten beginnen. In einem Büro zum Beispiel.

Erstmals richtig selber Geld verdienen, finanziell unabhängig sein. Am 1. August 1968 fängt sie bei der Transportfirma „Lagermax" in der Lastenstraße als Halbtagskraft im Büro an. Das mit dem Datum weiß ich deshalb so genau, weil meine Mutter auch beim

„Lagermax“ in der Lastenstraße gearbeitet hat, damals, in einer anderen Abteilung.

Aber bei den fein säuberlich geordneten Materialien, die wir vor ziemlich genau zehn Jahren beim Auflassen der Wohnung unserer Mutter gefunden haben, war auch eine „Wählerliste für die Wahl des Angestellten-Betriebsrates“ der Firma „Lagermax“, alphabetisch geordnet, aus dem Jahr 1977. Und da steht unter der Zahl 314: „Zdrazil Anna, beschäftigt im Betrieb seit 1. 8. 1968“.

Die Arbeit im Büro macht die Anni richtig glücklich, bereitet ihr unglaublich viel Freude. 15 Jahre lang ist sie mit an Bord beim „Lagermax“. Nach der Pensionierung arbeitet sie noch weiter, jeden Montag, weil es da grad einen Personal-Engpass gibt und weil ihr das Arbeiten schlicht und einfach Spaß macht. Vielleicht sogar mehr als das Reisen. Aber jetzt ist mit der Arbeit endgültig Schluss; in der Pension kann die Reisezeit beginnen… könnte beginnen. Denn es greift noch einmal das Schicksal ein und wirbelt alle Pläne durcheinander.
1980, da ist sie noch beim „Lagermax“, stirbt der Erich, und nur wenige Jahre nach ihrem Pensionsantritt wird die Anni von einem Schlaganfall niedergestreckt. Aus heiterem Himmel. Die Attacke ist so heftig, dass der Primar in der Christian Doppler Klinik meint, sie, Anni Zdrazil, werde wohl ein Pflegefall bleiben, halbseitig gelähmt, bettlägerig für immer.

Aber da kennt er die Anni nicht gut genug, die Anni war immer ein Stehaufmännchen, eine Kämpferin, die lässt sich nicht so leicht unterkriegen. „Jetzt werd ich's ihm zeigen", sagt sie. Und bringt ein kleines Wunder zuwege. Mit ihrer Willenskraft und ihrem Optimismus erlernt sie gegen jede Prophezeiung wieder das Gehen, nimmt alle noch so anstrengenden Therapien in Kauf, nur um wieder selbstständig agieren zu können. Sie muss sich auf einen Stock stützen, aber sie schafft ein paar Schritte; und irgendwann fährt sie zum ersten Mal nach dem Schlaganfall ganz allein von Oberndorf mit dem Zug nach Salzburg und mit dem Taxi in ein Café, um sich dort mit der Ruth zu treffen. Der Herr Primar, er ist einer von den exzellenten Ärzten in Salzburg, hätte das alles nicht für möglich gehalten.
Auf die großen Reisen muss die Anni verzichten, aber mit der Ruth nach Opatija, dreimal im Jahr, das ist ja auch eine sehr feine Sache. Und mit der Ruth und der lieben Freundin Monika nach Gmunden fahren oder an den Wolfgangsee. Oder Rommé spielen! Zum „Mostwastl", zur „Pflegerbrücke" auf einen gebackenen Kalbskopf.

So eine Tochter muss man haben. Eine Affenliebe, und es gibt nichts Größeres, verbindet die beiden. Grad jetzt, in der schweren Zeit, die anbricht. Als ob die Vertreibung aus der Heimat, der Schlaganfall mitten im blühenden Leben nicht genug wäre. Wie viel ein Mensch erleiden muss, wie viel er aushalten kann!

Krankheiten, Unfälle. Wie viele Schutzengel manchmal unterwegs sind! Neben der Tochter.
Die Anni fällt über die Stiege, rücklings, und steht wieder auf; der Anni muss eine Niere entfernt werden, und sie steckt das weg. Immer wieder rappelt sie sich hoch. Der Anni wird ein Fuß amputiert, und sie lernt mit dem elektrischen Rollstuhl zu fahren. Vor sechseinhalb Jahren gibt es keine Wahl mehr: es muss wieder einmal eine neue Heimat gesucht werden. Im Seniorenheim am Schlossberg in der Neuhauser-Straße wird Anna Zdrazil liebevoll aufgenommen und betreut. Die Tochter, die Ruth, ist ohnehin jeden Tag bei ihr.
Anna Zdrazil hat ihr ganzes Leben lang Wert auf ein gepflegtes Äußeres gelegt; auch jetzt im Heim lässt sie sich nicht gehen. Sie hat Geschmack, weiß, was ihr steht, trägt zu jedem Gewand den passenden Schmuck. Wie viele Halsketten hat sie doch getragen in ihrem Leben! Und jede hat genau zu ihr gepasst. Die Anni sucht nicht grad den Kontakt zu anderen Heimbewohnern, ihre Ruth ist ihr wichtiger. Wenn nur die Tochter da ist! Sie hat ihren Fernseher, ihre Bücher, den elektrischen Rollstuhl. Das genügt. Und trotzdem mögen und respektieren alle die Frau Zdrazil, weil sie so höflich ist, weil sie jedem, ob Mitbewohner oder Personal, so freundlich ein „schönen Tag“ wünscht, wenn sie in ihrem Gefährt im Haus unterwegs ist.
Sie ist eine Ästhetin, die schönen Dinge sind ihr auch im Alter, in der Krankheit noch wichtig. Schöne

Dinge, schöne Menschen. Ein paar Tage vor ihrem Tod, als die Tochter Ruth sie im Krankenhaus zum Röntgen bringt, meint die Anni lächelnd: „Hast du diesen feschen Burschen gesehen, diese schwarzen Haare?!“

In den letzten drei Jahren ihres Lebens hier auf Erden entdeckt Anna Zdrazil eine besondere Fähigkeit: das Malen. „Ich kann doch überhaupt nicht malen“, behauptet sie, als die Ruth ihr den Kurs, den der bekannte Maler Markus Waltenberger im Heim abhält, schmackhaft machen will. „Du hast leicht reden, meint die Mutter, du bist Grafikerin. Ich kann das nicht.“ Sie kann es. Und wie! „Wie eine Wilde“ malt sie ein Bild nach dem anderen. Es macht ihr unendlich großen Spaß. Sie offenbart ein beachtliches Farbempfinden und malt und malt bis zum Schluss. Ihre Bilder werden ausgestellt. Einmal erscheint sogar ein Foto von ihr und ihrem Mallehrer in der Zeitung. Die Anni versinkt förmlich in ihrer Malerei, eine wunderbare Selbstfindung in den späten Jahren ihres Lebens.

Der Donauwalzer ist verklungen; der Tanz, der letzte Tanz hier auf Erden ist getanzt, aber die Anni Zdrazil, wo auch immer ihre Seele jetzt sein mag, weiß, dass da noch eine Zugabe fällig ist. So ist es immer gewesen, ein Leben lang. Warum sollte es heute anders sein. Eine Brünnerin, die das Schicksal aus der Heimat weggeführt hat, nach Wien, nach

Mannheim, Muntigl, Oberndorf, Salzburg, sagt Adieu. Der Abschied kann gar nicht anders sein: altösterreichisch, wie beim Neujahrskonzert, ganz zum Schluss. Den Radetzkymarsch bitte!

## *Herr Direktor Hauer bitte in den Himmel!*

Es gibt Menschen, die sieht man ein erstes Mal und sie bleiben für immer in der Erinnerung und im Herzen. Der Herr Direktor Hauer war so ein Mensch. Ich kann mich sehr gut an eine unserer ersten Begegnungen erinnern. Ich bin im „Stern" gesessen, bei einem Bier, im Großen Saal, Griesgassenseite, und er hat sich zu mir gesetzt. Hat sich eine Virginia angezündet, eine Limonade geordert und mich gefragt, was ich so mache, wie es mir gehe.

Das ist viele Jahre her. *Ich* hab ein bisschen erzählt. Und *er* hat erzählt. Und schon sehr bald von seinen Mädeln, der Petra und der Alexandra. Von seiner Frau, der Burgi. Aber dann ist eine Schar japanischer Touristen aufgetaucht, und er, der Herr Direktor Hauer, ist blitzschnell aufgesprungen, hat die Virginia ausgedämpft, hat die Japaner freundlich begrüßt und sie mit der Noblesse eines fürsterzbischöflichen Haushofmeisters an ihre reservierten Plätze geführt. Er muss perfekt Japanisch gesprochen haben. Wenn nicht, dann haben ihm die Japaner alles von den Augen abgelesen.
Dann ist er zurückgekehrt an meinen Tisch, hat sich die Virginia wieder angezündet, und wir haben weitergeplaudert, wo wir stehen geblieben waren, bei der Burgi, der Alexandra und der Petra. Wie leidenschaftlich er von seiner Familie erzählt hat. Leidenschaftlich und voller Stolz.

Einmal, das ist auch schon lange her, an einem Pfingstsonntag bei schönstem Wetter (voller Garten, volle Säle), bin ich, Hans-Guck-in-die-Luft, auf der Suche nach einem freien Platz zwischen draußen und drinnen mit der Kellnerin Petra zusammengestoßen. So heftig zusammengestoßen, dass ihr das Tablett mit etlichen Gläsern Bier, Apfelsaft und einigen Tellern mit den Hauptspeisen und den Salaten zu Boden fiel. Ich wäre am liebsten im Boden versunken.
Die anderen Gäste haben ziemlich scharf reagiert: „Mach deine Augen auf!“ war noch das Sanfteste. Der Herr Direktor Hauer hat mich zum nächsten freien Tisch geführt, hat für mich ein Achtel Wein bestellt und gesagt: „Is’ doch kein Problem. Wir sind ja versichert!“ Auf den Wein hat er mich eingeladen. Dann hat er sich eine Virginia angesteckt, und wir haben wieder einmal geplaudert, über das, was wichtig ist: die Burgi, die Petra, die Alexandra, die Andrea, seine Nichte, die Journalistin geworden ist, den Walter, seinen Bruder, den passionierten Jäger und Auto-Narren, Bruder und Freund, die Freunde aus Lienz. Kein Gespräch, und es waren etliche Gespräche, in dem die Familie nicht vorgekommen wäre. Und nebenbei hat er mit seinen Adleraugen die Szene beobachtet, dass ja alles ordentlich läuft in „seinem“ Sternbräu. Ein dezentes Nicken mit dem Kopf hat genügt, und der zuständige Kellner hat gewusst, dass da drüben, zehn Meter vom Herrn Direktor entfernt, ein Aschenbecher auszuleeren oder eine Bestellung aufzunehmen ist. Er hat den Panorama-

blick gehabt, den Rundum-Blick. Das haben, weiß Gott, wenige.
Einmal sind meine Frau und ich im „Sternbräu" gesessen, mit der legendären Fernsehansagerin Jenny Pipal und ihrem ebenso legendären Mann Willi Krahlik, dem vom Fernseh-Seniorenclub. Auf einmal rufen die beiden fast gleichzeitig: „Jö! Der Herbert Prikopa! Was macht denn der da?" Es war aber der Herr Direktor Hauer, der dem berühmten Schauspieler und Musiker Prikopa wie aus dem Gesicht und dem Leib geschnitten ähnlich sah. Ich hab gesagt: „Das ist nicht der Prikopa! Das ist der berühmte Herr Direktor Hauer hier im ‚Stern'!"

Gerhard Hauer war ein echtes Salzburger Kindl, geboren 1936, im August, in der Mozartstadt, aufgewachsen am Arenberg. Der Vater Andreas war Cafetier; mit seiner Frau Maria, der Mutter vom Gerhard, hat er später das Café Großglockner in Lienz geführt. Ich hab einmal, zum Siebziger vom Herrn Direktor, ein Gedicht schreiben dürfen. Die erste Strophe lautete folgendermaßen – und auch wenn das heute ein Abschied ist –, ganz ohne leises Lächeln kann man sich von ihm, vom Herrn Direktor, gar nicht verabschieden. Christa und Agilo Dangl von der „Karawane Salzburg", die guten Freunde, deren „Sterntheater" er unterstützt und so gemocht hat, haben das vorgetragen.

Bei uns in Salzburg, in der stolzen Festspielstadt,
die schon den Wolferl Mozart einst geboren hat
und auch den Trakl und den Herrn von Karajan,
so viele, dass man sich das kaum dermerken kann –

kommt Neunzehnsechsunddreißig, mitten im August,
ein kleiner Bub zur Welt und jeder hat gewusst:
Das wird dereinst a' ziemlich stattliche Erscheinung!
Die ganze Stadt war damals völlig dieser Meinung!

Ein so ein braver Bub – und trotzdem kein verschreckter …
der wird bestimmt einmal, werd's seh'n: ein Herr Direktor!

Der Bub ist drei, als die Familie nach Lienz in Osttirol zieht; es ist Krieg, aber es geht ihm und den Seinen halbwegs gut. Zur Schule muss er ins Lessachtal, fast schon zu fern der Heimat für einen, der so familienverbunden ist. Auch die Schule geht vorbei, und der Gerhard, das Gastronomenkind, muss zum Militär. Naja, er ist kein Kind von Traurigkeit und kennt so ein paar Lebenstricks. Jedenfalls schaffte er es, als kleiner Soldat, sich einen eigenen Schuhputzer für seine Stiefel und Schuhe abzukommandieren. Das Leben ist hart genug!

Zurück zur Berufskarriere. Gerhard Hauer besucht die Hotelfachschule in der „Villa Blanka“ in Innsbruck. Dann kommt er endlich wieder heim, nach

Salzburg. Hotel Stein. Erledigt hier mit feinem Gespür und großem Einsatz Küchen- und Kellner-Dienste. Kehrt nach Lienz zurück, arbeitet im elterlichen Kaffeehaus – und dann der entscheidende Moment in seinem Leben, der wichtigste überhaupt: Er lernt im Café Großglockner ein Mädel kennen, die Burgi, geboren in Heinfels in Osttirol. Ihre Eltern sind Bauern; die Burgi hat noch elf Geschwister. Liebe auf den ersten Blick – und was noch viel wichtiger ist: Liebe bis zum letzten zärtlichen Blick. 1961 wird geheiratet, in Heiligenblut; auf Hochzeitsreise fahren die beiden, die Burgi und der Gerhard, nach Dubrovnik.
Mit seiner Burgi pachtet Gerhard Hauer den ersten gemeinsamen Betrieb, am Zettersfeld; später das Restaurant Hubertus-Stub'n. Eine wunderschöne Zeit. Gekrönt durch zwei Glücksmomente im Leben der beiden: die Geburt von der Petra, die Geburt von der Alexandra. Mein Gott, wie er von den beiden immer geschwärmt hat!
Lassen Sie mich noch einmal aus diesem kleinen Gedicht zum Siebziger zitieren:

Er bringt von Anfang an mit Jux und Späßemachen
die lieben Töchterchen aus vollem Hals zum Lachen,
bleibt stets ein Kindskopf und ein Schalk in allen Lagen …
sein Lieblingssport: die anderen ins Boxhorn jagen!

Einmal vorm Wandertag, er hat halt solche Flausen,
holt er die Brote raus und auch die andern Jausen

und füllt den Rucksack Alexandras, seiner Kleinen,
stattdessen mit Papier und außerdem mit Steinen.

Und kommt man auch als Kind bei sowas fast in Wut –
der Papa lacht und man lacht mit, und es ist gut!

Das „Sternbräu“ war seine gastronomische und seelische Heimat. Und er die Seele des Betriebs. Fast zwanzig Jahre lang. Die Familie Puttinger hat gewusst, was sie an ihm hat! Er hat ja, selbst bei Kleinigkeiten, richtig mitgelitten. Ein Telefonat: „Ja, gnädige Frau, wir machen hier Reservierungen. Jawohl, gnädige Frau, ein Extrazimmer für zwanzig Personen. Wann bitte? Jawohl, ich schau gleich nach! Gut, gnädige Frau, das geht in Ordnung. Auf welchen werten Namen? Jawohl, Navratil, ist notiert, gnädige Frau. Wünschen gnädige Frau ein besonderes Menü oder à la carte? Wie bitte? Is' recht, Frau Navratil, is' recht. Ich habe die Ehre.“ Hängt auf, runzelt die Stirn, seufzt und sagt resignierend: „Zwanzigmal Würstlsuppe!“
Eines Abends fragt ihn ein Gast, was er ihm wohl besonders empfehlen würde. Da zählt ihm der Herr Direktor, mit seinem unwiderstehlichen Charme, drei Gerichte auf und sagt augenzwinkernd: „Das kann ich Ihnen besonders empfehlen. Das muss alles heut noch weg!“

Wie er so durch die Säle geht, wie er seine Virginia raucht, unvergesslich. Wie er einem das Gefühl gibt,

dass man von Herzen willkommen ist. Die Virginia! Wie viele Löcher hat er in seine Hemden oder in die Polstermöbel gebrannt (die Burgi weiß es, aber sie hat ihm nie wirklich böse sein können). Oder wieviele versehentlich in die Holzwandverkleidungen im „Stern"! Es könnten tausend Löcher mehr sein! Wenn's ihm bloß noch gut ginge hier auf Erden!
Und als dann seine Mädchen heirateten. Wie war er da in der Seligkeit! Stolz auf seine Schwiegersöhne, den Harald, den Paul. Ihnen allen hat er die schönsten Hochzeitsfeiern bereitet.

Wie geht es den Enkeln, Herr Direktor? Ach, er ist aus dem Schwärmen nicht herausgekommen. Maximilian, Stephanie. „Pardon, die Pflicht ruft" – und dann hat er mit seinem perfekten Japanisch die nächste Gruppe durch die Säle geführt. „Herr Direktor Hauer in die Küche!" – „Herr Direktor Hauer zum Telefon!" Er war überall gleichzeitig und hat alles unter Kontrolle gehabt. Mit seiner ruhigen, besonnenen Art. Ein Herr und Diener, im besten Sinne, zugleich. Einfach ein Sir. Dass der Herr Direktor jemals in Pension gehen würde, war unvorstellbar. Er *ist* in Pension gegangen – und dann nach Tirol zur Tochter, im Hotel mithelfen. Aber ein paar Monate später war er wieder da („gell, da schaust!"), hat sich zu einem an den Tisch gesetzt, die Virginia angefacht, eine Limonade bestellt, von seiner Familie geschwärmt. Und war wieder die wunderbare bunte graue Eminenz im „Sternbräu". Mit Menschen reden, das hat er gerne gemacht. Ein herzlicher Mensch war er, der Herr Direktor.

Die Stephanie. Die „Puppi“, so hat er sie genannt, die Enkelin. Eigentlich war sie sein drittes Mädel, so gern hat er sie gehabt. Die beiden haben sich auf eine besondere Weise von Herz zu Herz verstanden. Jede Woche hat er sie angerufen, einfach, wie es ihr geht. Und sie ihn, bis zuletzt. Die Puppi war ganz wichtig in seinem Leben. Und er in ihrem.
In der Freizeit, wenn es die gab, ist er liebend gern mit dem Auto durch die Gegend gefahren und hat Kaffeehäuser besucht. Ein Tag ohne Kuchen und Kaffee wäre für ihn, den Herrn Direktor Hauer, ein verlorener Tag gewesen. Er hat immer genau gewusst, wo es die besten Torten und wo es die besten Melangen gibt. Der Mehlspeisenexperte Gerhard Hauer, für den „alles Sau're“ nur zweite Wahl war, der für einen Krapfen, einen Kuchen, Eis, Schokolade und Marzipan jeden Schweinsbraten geopfert hätte.
Am Leben der Familie hat er mit Freude teilgenommen. Die Töchter, die Enkel haben mit ihm alles bereden können, es hat nichts gegeben, was man ihm, dem Papa, dem Opa, dem Schwiegervater nicht erzählen konnte.
Und wenn wer traurig war, warum auch immer, hat er ihn oder sie aufgemuntert und zum Lachen, zum Lächeln gebracht. Neid und Missgunst waren ihm, Gerhard Hauer, Fremdwörter. Die Urenkel, Luis und Leo, seine Sonnenstrahlen am Schluss.

Nicht zu vergessen: den „Oscar“, den West Highland Terrier, den der Gerhard und die Burgi viele Jahre bei sich und um sich hatten. Sein Tod hat ihn sehr traurig gemacht.
Alles Schöne hat ihn fasziniert, in der Natur, in der Kunst, im Leben. Auf sein Äußeres hat er immer großen Wert gelegt. Wahrlich eine imposante Erscheinung, ein Gentleman, ein Sir.

Das Schönste, was man über einen Vater sagen kann, hat die Tochter Alexandra geschrieben, ganz im Sinne ihrer Schwester, der Petra: „Ich kann mich nur bei meinem Papa bedanken, für all das, was er uns mitgegeben und vorgelebt hat. Er war der beste Papa, den man sich wirklich nur wünschen kann. Wir haben eine so wunderschöne Kindheit erleben können.“

Wenn es ein „Sternbräu“ auf Erden gibt, muss es auch ein Bräu bei den Sternen, da oben geben. Der Herr Direktor wird wohl schon mit seiner Virginia das eine oder andere Loch in das eine oder andere Wölkchen gebrannt haben.
Und er wird durch die sphärische Lautsprecheranlage längst diesen einzigen, ihm gebührenden Ruf vernommen haben:

„Herr Direktor Hauer – bitte in den Himmel!“